Das Katzengesundheitsbuch

Krankheiten vermeiden
und das Immunsystem stärken

mit einer gesunden Katzenernährung

ohne körperliche und seelische Belastungen

Kirsten Schulitz

Das Katzengesundheitsbuch

Krankheiten vermeiden und das Immunsystem stärken

mit einer gesunden Katzenernährung

ohne körperliche und seelische Belastungen

© Kirsten Schulitz

Originalausgabe 2015

ISBN 9783738627459

Coverfoto: Dr. Detlef Schmidt

Herstellung und Verlag: BoD - Books und Demand, Norderstedt

Alle Rechte vorbehalten. Das Werk einschließlich aller seiner Teile ist urheberrechtlich geschützt. Nachdruck, auch auszugsweise, sowie Verbreitung durch Film, Funk, Fernsehen und Internet, durch fotomechanische Wiedergabe, Tonträger und Datenverarbeitungssysteme jeder Art nur mit schriftlicher Genehmigung der Autorin.

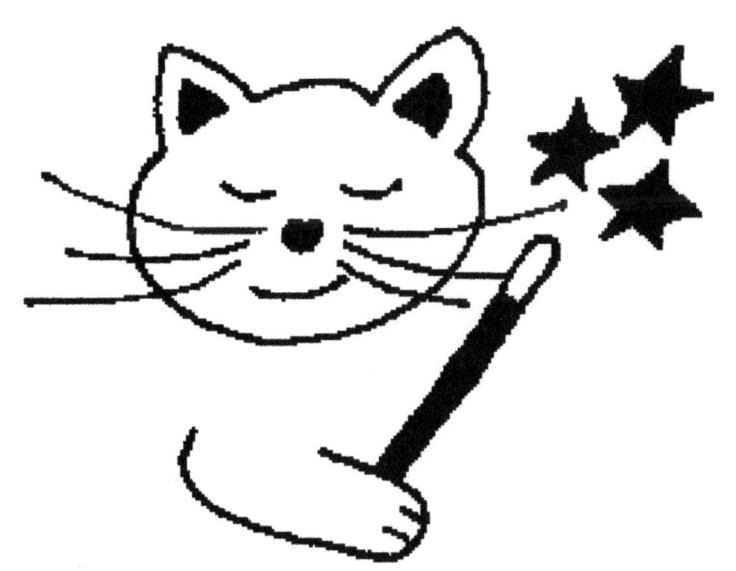

Dieses Buch ersetzt selbstverständlich nicht den Gang zum Tierarzt, Tierheilpraktiker oder Katzenhomöopathen.

Die Informationen und Ratschläge in diesem Buch sind mit aller Sorgfalt zusammengestellt und mehrfach überprüft worden. Dennoch kann eine Garantie nicht übernommen werden. Eine Haftung der Autorin für Schäden irgendeiner Art, die sich direkt oder indirekt aus dem Gebrauch der hier vorgestellten Anwendungen ergeben, ist ausgeschlossen. Bitte nehmen Sie bei ernsthaften Beschwerden Ihrer Katze professionelle Diagnose und Therapie durch einen Tierarzt, Tierheilpraktiker oder Katzenhomöopathen in Anspruch.

Die Wirksamkeit der Naturheilkunde, so auch der Homöopathie, ist bisher wissenschaftlich nicht nachgewiesen oder umstritten.

INHALTSVERZEICHNIS

VORWORT	10
URSACHEN FÜR KRANKHEITEN	11
Die Ernährung als Ursache für Zivilisationskrankheiten	12
Ein geschwächtes Immunsystem	15
Körper und Seele	17
ERNÄHRUNG DER KATZE	20
Die natürliche Ernährung der Katze	22
Industrielles Katzenfutter	23
Trockenfutter	24
Feuchtfutter	26
Übersetzung der Inhaltsstoffe	27
Spezial- und Diätfutter	30
Leckerlies, Snacks & Co.	32
Milch	34
Vegetarische Katzenernährung	36
Ungesundes vermeiden	38
Trockenfutter	38
Zucker	39

Farb- und Konservierungsstoffe	40
Industrielles Getreide	40
Nebenerzeugnisse	41
Barf – die Maus ersetzen	42
Fleisch	44
Fisch	44
Innereien	45
Obst und Gemüse	45
Eier	46
Ursprüngliches Getreide	47
Kräuter	47
Öle	48
Sonstige Zutaten	48
Katzengras	49
Wasser	50
Der gute Kompromiß	51
Irrtümer in der Katzenernährung	53
Der Tierarzt kennt sich aus	53
Trockenfutter gegen Zahnstein	54
Nierenkranke Katzen müssen eiweißarm essen	55
Rohes Fleisch kann Salmonellen, etc. übertragen	56
Ernährung bei Krankheiten	58

Allergien	58
Diabetes	59
Durchfall	60
Flöhe und Zecken	60
Harngrieß	61
Hauterkrankungen	61
Leberbeschwerden	62
Niereninsuffizienz	62
Schuppen	64
Übergewicht	64
Untergewicht	64
Verstopfung	65
Würmer	65
Umstellung des Futters	67
Futtermenge	71
Näpfe	73

BELASTUNGEN 74

Körperliche Belastungen	75
Impfungen	76
Floh- und Zeckenmittel	80
Wurmkuren	82

Medikamente	85
Viel hilft nicht viel	89
Nicht angezeigte Medikamentengaben	91
Wenn Medikamente Krankheiten auslösen	92
Gifte	95
Zigaretten	95
Ätherische Öle	95
Reiniger	96
Pestizide	96
Sonstiges Giftiges	97
Giftige Zierpflanzen	99
Seelische Belastungen	101
Empfindsame Katzenseele	102
Streß	104
Probleme mit anderen Katzen im Haushalt	104
Streit mit fremden Katzen draußen	106
Lärm	107
Veränderungen	109
Andere Menschen und Kinder	110
Katzenhalter selber	112
Eifersucht	114
Mangelnde Zuwendung	116

Kummer	118
Trauer	119
Nicht artgerechte Haltung	121
Natur der Katze	122
Grundbedürfnisse	123
Artgerechtes Futter, Wasser und Katzengras	124
Katzenklo	125
Ausreichend Platz	126
Freigang bzw. frische Luft	127
Spiel und Spaß	129
Kratzmöglichkeiten	131
Ruhe und Rückzugsmöglichkeiten	132
Keine Katzenpension o.ä.	133
Ihre Zeit, Aufmerksamkeit und Liebe	134
Für die Katze da sein und sie gleichzeitig lassen	136
Teilnahme an Ihrem Leben	137
NACHWORT	138

VORWORT

Seit vielen Jahren bin ich als Katzenhomöopathin und –psychologin tätig.

So oft erlebe ich es, daß die Ursachen für Krankheiten bei unseren Katzen hätten vermieden werden können. Immer wieder rate ich zu den gleichen Basisveränderungen und -umstellungen, um das Immunsystem der Katze zu stärken, Krankheiten zu lindern und zu vermeiden.

Die Ursachen dafür, daß die Katze leider krank wurde, sind ebenfalls immer ähnlich bis gleich: ungesunde Ernährung, eine Überbelastung mit Medikamenten, Impfungen, Wurmkuren, Flohmitteln, aber auch seelische Belastungen bzw. Kummer.

Viele meiner Beratungen hätten vermieden werden können, die Krankheiten hätten nicht sein müssen, hätten die Katzenhalter die entsprechenden Informationen vorher gehabt.

Und so entstand die Idee für dieses Buch.

Die Informationen in diesem Buch basieren auf meinem Wissen und meinen Kenntnissen, auf Recherchen und vor allem auf meinen langjährigen Erfahrungen, sowohl bei meinen eigenen Katzen als auch insbesondere bei und durch meine weltweiten Katzenberatungen.

URSACHEN FÜR KRANKHEITEN

Es gibt immer eine Ursache – Krankheiten fallen nicht vom Himmel!

Nur eine einzige Ausnahme gibt es hier, den leider angeborenen Defekt. Aber so gesehen gibt es auch hier eine Ursache, es ist angeboren.

Ansonsten aber hat es immer seinen Grund, daß die Katze krank wurde. Es mag die bisher ungesunde Ernährung sein, ein Zuviel an Medikamenten, Flohmitteln und Wurmkuren, eine Impfung als Auslöser, eine Reaktion auf Medikamente, ein Unfall, Streß oder Kummer und Trauer, nicht artgerechte Haltung, etc. Nicht selten kommt eines zum anderen.

Wann immer Ihre Katze leider krank ist, fragen Sie sich immer nach der möglichen Ursache. Denn nur dann, wenn die Ursache erkannt wurde und vor allem für die Zukunft behoben wird, gibt es eine Chance auf langfristige Heilung. Denn sonst bleibt die Ursache für die Beschwerden bestehen und die Katze hat gar keine Chance, wieder gesund zu werden.

DIE ERNÄHRUNG ALS URSACHE FÜR ZIVILISATIONSKRANKHEITEN

Diabetes, Niereninsuffizienz, Übergewicht, Harngrieß, Hautbeschwerden, Arthrose, Bluthochdruck, Zahnprobleme, Allergien, etc. – all dies sind so genannte Zivilisationskrankheiten. Krankheiten, die auch wir Menschen kennen.

Unsere Katzen bekommen die gleichen Krankheiten wie wir Menschen. Der Grund hierfür ist ganz einfach: Unsere Katzen werden genauso ungesund ernährt, wie wir Menschen uns ungesund ernähren. Denn unsere Nahrung und die unserer Katzen ist industriell verarbeitet, sie ist nicht mehr natürlich.

Daher leiden unsere Katzen an genau den gleichen Krankheiten wie wir Menschen, Krankheiten, die einzig und allein ernährungsbedingt sind.

Es ist die ungesunde Ernährung, die nicht nur uns Menschen krank macht, sondern auch unsere Katzen.

Katzen in der freien Natur, wild lebende Katzen, sie kennen obige Krankheiten nicht, sie bekommen weder eine Niereninsuffizienz noch eine Diabetes, keine Arthrose, kein Übergewicht, keine Allergie und keinen Bluthochdruck. Denn sie ernähren sich rein natürlich und somit gesund.

Insofern ist die Lösung eigentlich offensichtlich und ganz einfach: Ernähren wir unsere Katzen natürlich und gesund, vermeiden wir obige Krankheiten bei unseren kleinen Tigern.

Ich könnte hier theoretisch unzählige Beispiele aus meinen Beratungen aufführen.

Der „Klassiker" ist Harngrieß bzw. Struvit. Wird mir eine Katze vorgestellt, die unter Harngrieß leidet, kann ich zu 100% sicher sein, daß sie überwiegend bzw. ausschließlich Trockenfutter bekommt. Es ist eine Tatsache, daß die Ursache schlechthin für Struvit bzw. Harnsteine das industrielle Trockenfutter ist. Hätte die Katze kein Trockenfutter bekommen, hätte sie keinen Harngrieß. Mehr als erschreckend ist, daß viele Tierärzte aus Unwissenheit bei Struvit, also Harngrieß, ein spezielles Diätfutter empfehlen, das ein Trockenfutter ist...

Ganz oft bekommen ältere Katzen leider eine Niereninsuffizienz. Eine Niereninsuffizienz bei unseren Katzen ist tatsächlich trauriger Alltag in meinen Beratungen und natürlich somit auch bei vielen anderen Katzen. Leider aber ist auch dies kein Wunder. Denn die Nieren sind Entgiftungsorgane. Wird der Körper und somit auch die Nieren nun über Jahre mit „Müll" über eine ungesunde Ernährung zugeschüttet, schaffen die Nieren ihre Aufgabe der Entgiftung nicht mehr, sie werden überfordert und überlastet; die Nieren werden krank. Auch hier ist es leider so, wäre die Katze von Anfang an gesund und natürlich ernährt worden, die Niereninsuffizienz hätte vermieden werden können.

Oft auch werden mir Katzen vorgestellt mit Beschwerden wie ein leichtes Herzproblem, Bluthochdruck, ggf. Arthrose, manchmal mit Diabetes dazu, die husten mit Verdacht auf Asthma lt. Tierarzt, und ähnliches. Ich sehe die Katze bzw. ein Bild von ihr – und die Ursache ist nur zu offensichtlich: Übergewicht. Das Übergewicht der Katze hat zu all diesen Beschwerden geführt. Ohne dieses Übergewicht aber, mit einer gesunden Ernährung, wäre diese Katze gesund! Hier gibt es natürlich nur eine einzige Maßnahme: Die Katze muß abnehmen und gesund ernährt werden, im Sinne ihrer Gesundheit; dann werden die meisten der Beschwerden sich schon von selber reduzieren.

Viele Katzen haben irgendwann kariöse Zähne und Zahnstein. Diese defekten Zähne müssen gezogen werden. Wenn wir Menschen schlechte Zähne und Zahnstein haben, ist uns die Ursache klar – wir sind selber schuld, denn wir haben uns falsch ernährt. Warum kommt der Mensch bei seinen Katzen nicht auf diese logische Schlußfolgerung? Denn natürlich ist es bei unseren Katzen genauso. Eine gesunde Ernährung führt zu gesunden Zähnen. Eine ungesunde Ernährung führt zu schlechten Zähnen... Und Zahnstein sind Ablagerungen, wieder ausgelöst durch eine unnatürliche, ungesunde Ernährung.

In den meisten meiner Beratungen spielt die Ernährung eine absolut zentrale Rolle. Gerade und insbesondere bei Hautauffälligkeiten ist es oft so, daß alleine die Umstellung der Ernährung die Beschwerden schnell lindert bzw. gar ausheilt.

Je gesünder die Ernährung der Katze ist, umso gesünder wird die Katze selber sein – garantiert.

EIN GESCHWÄCHTES IMMUNSYSTEM

Ein starkes Immunsystem ist immer die beste Basis für Gesundheit. Denn der Körper kann vieles von alleine gut abwehren, der Körper hat für sich gute Selbstheilungskräfte und schafft viel von alleine.

Je besser das Immunsystem unserer Katze, umso weniger anfällig ist sie für Krankheiten und umso besser kann sie „ungute" Stoffe verarbeiten, eine notwendige Narkose und Operation verkraften, Parasiten wie Flöhe, Zecken und Würmer abwehren.

Doch ist das Immunsystem geschwächt, wird es schnell überfordert, die Katze wird krank.

Das Immunsystem wird automatisch geschwächt durch eine ungesunde Ernährung, durch eine Überbelastung mit Mitteln von außen wie Impfungen, Wurmkuren, Floh- und Zeckenmittel und natürlich durch Medikamente. Auch seelische Belastungen können das Immunsystem schwächen.

Je mehr der Körper aber vor allem mit unnatürlichen Substanzen von außen belastet wird, umso schwächer wird automatisch sein Immunsystem.

Ungesunde Ernährung, regelmäßige Impfungen, Wurmkuren und Flohmittel – das ist leider Katzenalltag. Doch genau dies ist es, was den Körper belastet, das Immunsystem schwächt.

Irgendwann schafft der Körper diese Dauerbelastung nicht mehr, er kann all diese Mittel und Medikamente, diese Gifte und Belastungen nicht mehr verarbeiten. Das Immunsystem ist geschwächt – die Katze wird krank.

Wenn das Immunsystem schwach ist, hierdurch Krankheiten ihren lauf nehmen, wie z.B. Infekte, Katzenschnupfen, Parasiten, etc., dann kann man immer eine Ursache, einen Auslöser, für dieses geschwächte Immunsystem in der „Geschichte" der Katze erkennen.

Die Schulmedizin, der Tierarzt, therapiert hier mit Medikamenten. Diese Medikamente, wie z.B. Antibiotika, unterdrücken nun erst einmal die Symptome. Dann gibt der Tierarzt vorsichtshalber zusätzlich noch eine Wurmkur, was leider nur zu oft genau so praktiziert wird. Die Katze scheint danach erst einmal gesund. Kurze Zeit später aber treten die Beschwerden wieder auf. Dies ist verständlich und logisch, denn die Ursache bleibt ja bestehen, das geschwächte Immunsystem, das durch die Mittel vom Tierarzt nun noch weiter geschwächt und belastet wurde. Es folgen also weitere Medikamente vom Tierarzt, der Körper der Katze wird noch weiter belastet, das Immunsystem wird entsprechend weiter und weiter geschwächt. Es hat keine Chance, sich zu regenerieren, da es weiter belastet wird. Der Körper muß sich mit all den Stoffen von außen beschäftigen, er hat keine Chance, sich zu regenerieren; die eigenen Selbstheilungskräfte reichen nicht mehr aus.

Das schwache Immunsystem muß aber die Chance bekommen, sich wirklich wieder selber zu regenerieren. Es darf nicht weiter belastet werden, denn nur dann kann es arbeiten und sich selber wieder stärken. Natürlich kann man dies zusätzlich unterstützen, mit natürlichen Mitteln, die helfen, aber nicht weiter belasten.

KÖRPER UND SEELE

„Wenn die Seele weint, äußert sich dies oft in körperlichen Beschwerden".

Diese Aussage erwähnte ich nicht nur allzu oft in meinen Beratungen, sie entspricht natürlich auch den Tatsachen.

Kummer, Trauer, Streß – all dies kann der Seele der Katze so zu schaffen machen, daß es zu viel für sie ist. Die Katze leidet, ihre Seele kann all dies nicht mehr verarbeiten. Und hierauf reagiert dann der Körper – die Katze wird krank.

Dieser Zusammenhang ist bei unseren Katzen genauso gegeben wie bei uns Menschen.

Auch wir Menschen können krank werden, wenn unsere Seele Kummer hat.

Daher ist gerade auch die Katzenseele ein ganz, ganz wichtiger Punkt als Basis für die Gesundheit unserer kleinen Tiger. Nur wenn auch die Seele im Gleichgewicht ist, kann die Katze gesund bleiben.

Natürlich können wir auch für unsere Katzen nicht alles vermeiden, nicht alles abschirmen. Und natürlich können und sollen wir sie auch nicht „in Watte packen".

Das Leben ist das Leben, das gilt auch für unsere Katzen. Und manchmal läßt sich Kummer leider auch nicht vermeiden, auch die Trauer nicht.

Dennoch sollten Sie immer alles versuchen, daß Ihre Katze wirklich rundum „glücklich und zufrieden" ist, auch wenn das Leben nun einmal das Leben ist.

Hat Ihre Katze aber doch Streß, dann sollten Sie versuchen, diesen Streß, wenn möglich, für Ihre Katze zu vermeiden bzw. zumindest zu reduzieren.

Wenn Ihre Katze Kummer hat oder gar trauert, seien Sie für sie da, helfen Sie ihr über Kummer und Trauer hinweg.

Ist die Seele Ihrer Katze im Gleichgewicht, ist dies auf seelischer Basis das Wichtigste für ein gesundes und glückliches Katzenleben.

Nicht selten habe ich Beratungen, wo es nur zu offensichtlich ist, daß seelische Ursachen zu körperlichen Symptomen geführt haben. Hier sucht sich der Körper für die Krankheit dann i.d.R. seine ganz persönliche Schwachstelle. Und diese ist natürlich individuell.

Neigt die Katze z.B. zu Blasenentzündungen, wird sie bei Kummer und Streß als erstes wieder eine Blasenentzündung bekommen. Neigt die Katze zu Erbrechen, wird sie erbrechen, wenn sie mit etwas nicht zurechtkommt.

Ein in dieser Hinsicht fast lustiger Fall, der mich wirklich schmunzeln ließ, die Katzenhalter aber natürlich nicht, war ein Kater, der sich immer erbrochen hat, wenn seine Menschen in den Urlaub gefahren sind. Er erbrach sich während ihres Urlaubs und begann damit schon davor, wenn er merkte, daß die Koffer gepackt wurden. In allen anderen Zeiten aber zeigte er absolut keinerlei Symptome. Er wurde von mir gezielt homöopathisch unterstützt und erbrach nicht mehr.

Kummer, Streß und Trauer können die Katze aber auch so sehr belasten, daß ihr Körper sich gegen sich selber richtet, die Katze eine Autoimmunkrankheit entwickelt, wenn z.B. ein für die Katze schwieriger Verlust stattgefunden hat, über den die Katze nicht hinweg kommt. Der Verlust läßt sich natürlich leider nicht mehr ändern. Aber das richtige homöopathische Mittel hat hier eine Chance, der Katze über diesen schlimmen Verlust besser hinwegzuhelfen, sodaß sie wieder gesund werden kann.

Ich erinnere mich hier an einen Kater, der mehrmals „wie tot", so seine Menschen, unter der Badewannen lag, wenn sein Frauchen nicht da war. Seine Geschichte zeigte mir, daß er früher schon einmal einen schlimmen Verlust erleiden mußte. Dies hat ihn so sehr geprägt, daß er eine furchtbare Angst hatte, dies noch einmal erleben zu müssen. Er wollte tatsächlich lieber sterben, als noch einmal einen geliebten Menschen zu verlieren. Das richtige homöopathische Mittel halft ihm zum Glück, seine innere Mitte wieder zu finden und so auch seinen Lebenswillen, sodaß er keine Panik mehr haben mußte, wenn sein Frauchen einmal nicht da ist.

Manchmal aber helfen leider auch keine homöopathischen Mittel oder sonstiges, wenn der Kummer zu groß ist, der Verlust absolut sicher und zu schwerwiegend für die Katze.

Nicht selten ist es leider so, daß wenn Katzen ihr Leben lang zusammen waren, die eine dann leider diese Welt verläßt, die andere kurz darauf auch krank wird und nach einer gewissen Zeit ebenfalls in den Katzenhimmel kommt. Die Katzen gehörten einfach zusammen, alleine können und wollen sie nicht weiter leben.

Es gibt einen einzigen kleinen Trost – die Katzen, die sich im Leben so sehr liebten, sind nun für immer wieder zusammen, im Katzenhimmel.

ERNÄHRUNG DER KATZE

Zuerst einmal das Wichtigste: Unsere Katzen sind Fleischfresser, reine Fleischfresser. Dies ist die Basis, eine Tatsache, und sie ist unumgänglich, wenn wir wollen, daß unsere Katzen gesund ernährt werden.

Denn die Ernährung ist immer die Basis, die Basis für Gesundheit oder für Krankheit, die Basis für ein gutes Immunsystem, die Basis für körperliche Robustheit oder Anfälligkeit, die Basis für ein schönes, glänzendes Fell, die Basis für gesunde Organe, etc.

Je gesünder wir unsere Katzen ernähren, umso gesünder wird unsere Katze selber auch sein.

Je unnatürlicher und somit ungesünder aber wir unsere Katze ernähren, umso eher wird sie zu Krankheiten neigen, ihr Immunsystem schwächer sein, sie kann Parasiten schlechter abwehren, ihr Fell wird stumpf und schuppig, die Organe werden belastet, etc.

Warum dann aber ernähren leider so viele Menschen ihre Katzen alles andere als wirklich gesund? Denn dies ist eine traurige aber absolute Tatsache.

Die Antwort ist einfach: Sie wissen es nicht besser. Sie wissen es nicht besser, obwohl sie sogar oft denken, sie würden doch nur gutes Futter geben.

Ursache für diesen fatalen Irrglauben ist die heutige Zeit, ist der Kapitalismus, wo es nur ums Geldmachen geht, wo einzig der Profit zählt, wodurch wiederum der Lobbyismus eine zentrale Rolle spielt, sodaß die „breite Masse" fehlinformiert wird, nur, damit der Umsatz stimmt. Es ist nicht nur die clevere Werbung sowie diverse offensichtliche und auch nicht so offensichtliche Werbemaßnahmen, es geht noch viel weiter.

Der Tierarzt wird schon im Studium so clever von der Futtermittelindustrie umworben, daß er gar nicht mehr merkt, daß er nur „um den Finger gewickelt" wird, daß er nur einseitige Informationen erhält, damit er später ja nur dieses eine Tierfutter in seiner Praxis verkauft und empfiehlt. Und dies tut er dann auch.

Ist Ihnen schon einmal aufgefallen, wieviel Werbung in einer Tierarztpraxis für Tierfutter gemacht wird? Warum sieht man beim Tierarzt überall Aufkleber, Werbezettel, natürlich auch das Futter selber?

Der Tierarzt ist für die Futtermittelindustrie nur Mittel zum Zweck – und dieses System funktioniert leider perfekt.

Ein System, daß Sie aber durchbrechen können! Denn Sie können sich unabhängig und eigenständig informieren, sich ein eigenes gutes Bild machen, Sie selber können nachdenken und mitdenken, welches Futter wirklich gut ist für Ihre Katze – das teure, dehydrierte „Spezialtrockenfutter", dem künstlich Vitamine zugefügt werden müssen, weil es sonst nur ein inhaltsloser „Trockenkeks" wäre, oder das Feuchtfutter, das aus reinem Fleisch und ein wenig Gemüse besteht bzw. gar das Stück rohe Fleisch…

DIE NATÜRLICHE ERNÄHRUNG DER KATZE

Eigentlich ist eine gesunde und natürliche Katzenernährung ganz einfach – wäre da nicht die Futtermittelindustrie...

Denn die natürliche Ernährung ist immer die gesündeste. Das ist logisch, denn dies ist die Natur. Und die natürliche Ernährung unserer Katzen ist eine arme lebende Maus. Diese Maus lebt! Sie ist nicht gekocht oder gar getrocknet, sie ist lebendig. Und natürlich besteht diese arme Maus aus Fleisch, Knochen, Innereien, Mageninhalt, etc.

Und nun vergleichen Sie bitte einmal genau diese lebende Maus mit dem Futter, das Ihre Katze erhält. Wieviel Ähnlichkeit bzw. Übereinstimmung können Sie hier noch finden?

Nehmen wir den „krassesten" und somit offensichtlichsten Unterschied: Vergleichen Sie bitte einmal ein Stück Trockenfutter mit der lebenden Maus.

Je unnatürlicher also die Ernährung der Katze ist, umso ungesünder ist sie auch.

So einfach ist das.

Sprich, das Ziel sollte immer sein, diese natürliche Ernährung, die lebende Maus, so gut wie nur möglich zu ersetzen. Denn nur dann ist die Ernährung wirklich natürlich bzw. zumindest naturnah und somit auch wirklich gesund.

INDUSTRIELLES KATZENFUTTER

Dies ist das Futter, was die „durchschnittliche" Katze von ihren Menschen bekommt. Aber es gibt hier natürlich erhebliche Unterschiede.

Eines gemein aber haben sie alle – sie sind industriell. Und industriell bedeutet, daß sie industriell hergestellt wurden, nicht natürlich, nicht naturnah, sondern in der Industrie hergestellt und somit industriell verändert wurden. Wie stark verändert bzw. industriell das jeweilige Futter nun ist, hängt von der Futterart bzw. dem Hersteller ab.

Leider kann man sagen, daß i.d.R. je größer und bekannter der Futtermittelhersteller ist, umso ungesünder auch sein Futter ist. Dies ist in unserer heutigen Zeit leider wiederum auch logisch – denn es zählt eben nur das Geld, der Profit. Und je größer die Firma ist, umso wichtiger ist der Profit. Umso mehr Geld kann sie in Werbung stecken, um durch die Werbung dem Tierhalter seine Produkte anzupreisen und „schmackhaft" zu machen, ob das Futter nun wirklich gut und gesund ist oder eben nicht.

Bezeichnend genug in dieser Hinsicht bzw. zum Nachdenken anregen sollte, daß einer der größten Süßwarenhersteller auch einer der größten Futtermittelhersteller ist... Das Futter soll süchtig machen, wie die Süßigkeiten..., damit die Katze ja nur dieses eine Futter frißt, aber nichts anderes. Und das wird sie dann auch tun. Aber nicht, weil dieses Futter besser ist, sondern weil es künstlich mit „Trickstoffen" modifiziert wurde, wie u.a. Zucker.

TROCKENFUTTER

Trockenfutter ist die ungesündeste und unnatürlichste Ernährung für unsere Katzen überhaupt und kann zu diversen Beschwerden führen, wie insbesondere. Harngrieß/Struvit, Hautbeschwerden, Allergien, Schuppen, etc.

Wieder und wieder erlebe ich in meinen Beratungen, daß schon alleine das Weglassen vom Trockenfutter zu einer Linderung der Beschwerden führt, wenn nicht sogar schon die Heilung herbeiführt, je nach Krankheit natürlich.

Warum aber kaufen so viele Menschen dieses ungesunde Trockenfutter für ihre Katzen?

Wer es füttert, weiß es... Es ist praktisch, es ist „sauber", es hält lange, man kann es einfach lagern, es kostet oft nicht viel, man kann es lange stehen lassen – klingt perfekt, oder? Und genau daher verkaufen die Hersteller es auch so gut...

Natürlich gibt es auch beim Trockenfutter Unterschiede. Doch es bleibt immer unnatürlich und ungesund.

Das Schlimmste ist, wenn es ausschließlich aus Getreide besteht. Wie kann diese Katze gesund bleiben, wenn sie nur Getreide bekommt?

Doch selbst wenn das Trockenfutter ursprünglich aus Fleisch bestand, was da nun vor Ihnen liegt, hat nichts mehr mit dem eigentlichen Ursprung, dem Fleisch, zu tun. Denn dieses Fleisch wurde so erhitzt, getrocknet, dehydriert, behandelt, daß absolut nichts mehr von den ursprünglich wertvollen Bestandteilen enthalten ist. Wenn der Hersteller dennoch Vitamine, etc. als Inhalt angibt, dann wurden diese künstlich zugefügt! Und künstliche Vitamine sind niemals gleichzusetzen mit natürlichen Vitaminen!

Immer sollten Sie sich die genauen Zutaten durchlesen. Was aber beim Trockenfutter als Zutat aufgeführt wird, wurde immer getrocknet und dehydriert, und dies führt grundsätzlich dazu, daß wertvolle Vitamine, Mineralien etc. zerstört werden! Daher können Sie beim Trockenfutter auch erkennen, daß die Anzahl der Zusatzstoffe i.d.R. immens ist – denn die Zusatzstoffe werden nachträglich künstlich zugeführt, damit der Hersteller dennoch Vitamine und Mineralien angeben kann. All diese Zusatzstoffe aber sind immer auch künstlich!

Leider wählen einige Vegetarier bzw. Veganer Trockenfutter für ihre Katzen, weil sie so selber nicht mehr sehen müssen, daß ihre Katze Fleisch, also ein totes Tier frißt. Einerseits kann man dies verstehen, andererseits aber ist dies natürlich fatal, denn auch ein Vegetarier möchte natürlich eine gesunde Katze.

Daher nützt es nichts, die Katze ist ein Fleischfresser, das muß auch jeder Vegetarier und Veganer akzeptieren, alles andere wäre gegen die Gesundheit der Katze. Kann ein Vegetarier hiermit nicht leben, kann ich nur raten, nicht mit Katzen zu leben. Da ich selber Veganerin bin, kenne ich diesen Spagat, dieses Problem, diesen Zwiespalt nur zu gut. Aber es nützt nichts.

Auch erwähnen in diesem Kapitel möchte und muß ich, auch wenn ich mich wiederhole, die traurige Tatsache, daß leider viele Tierärzte ausgerechnet bei Harngrieß/Struvit ein angebliches Spezialtrockenfutter empfehlen; und dies, wo nachweisbar Trockenfutter genau diese Beschwerden ausgelöst hat. Vertrauen Sie hier im Sinne der Gesundheit Ihrer Katze bitte niemals auf Ihren Tierarzt! Er weiß es leider nicht besser und glaubt blind dem Futtermittelhersteller, der sein Spezialtrockenfutter tatsächlich als hilfreich gegen Struvit anpreist.

Die Erfahrungen beweisen anderes!

FEUCHTFUTTER

Feuchtfutter ist auf jeden Fall schon einmal besser als Trockenfutter, es kommt der Maus ein ganz klein wenig näher.

Doch es gibt erhebliche Unterschiede beim Feuchtfutter. Es gibt Feuchtfutter mit ungesunden Zutaten wie Zucker/Caramel, Farbstoffen, Konservierungsmitteln, mit viel Getreide und vielen Nebenerzeugnissen. Dieses Futter macht krank! Genauso wie Trockenfutter.

Aber es gibt auch hochwertige, gute Feuchtfutterangebote. Diese enthalten pures Fleisch bzw. Fisch, sind am besten vielleicht sogar bio; sie enthalten oft ein wenig Gemüse, ein wenig gutes ursprüngliches Getreide, gesunde Öle. Dieses Futter können und sollten Sie Ihrer Katze geben, wenn Sie nicht die reine Rohernährung wählen möchten bzw. können.

So haben Sie zumindest schon einmal wirklich Ungesundes vermieden. Doch ein großer Unterschied zur Maus bleibt – die Maus lebt, dieses fertige Futter nicht…

Schauen Sie sich einmal ein paar Futterangebote genau an. Wie sieht Ihr Futter augenscheinlich aus? Das durchschnittliche Feuchtfutter sieht oft ein wenig aus wie „Pampe", man kann absolut nicht mehr erkennen, was es ist bzw. war. Damit Sie es aber dennoch kaufen, trickst der Hersteller natürlich. Er verändert diese „Pampe" so, daß sie für den Menschen doch ein wenig appetitlich aussieht, denn es ist ja der Mensch, der das Futter für seine Katze kauft; der Mensch entscheidet.

Bei hochwertigem Futter aber können Sie auf den ersten Blick sehen, daß es Fleisch bzw. Fisch ist!

Führen Sie sich dies immer vor Augen – wenn Sie erkennen können, was genau da in der Dose ist, dann ist es gut und richtig! Wenn aber nicht, dann hat auch dies seinen Grund…

ÜBERSETZUNG DER INHALTSSTOFFE

Immer sollten Sie sich genau die Inhaltsstoffe des Katzenfutters durchlesen. Das ist oft gar nicht so einfach, aber nicht unmöglich. Sie müssen nur wissen, was das eine oder andere tatsächlich bedeutet. Am besten immer eine Lupe beim Einkaufen mitnehmen...

Das Wichtigste ist immer die Rubrik „Zusammensetzung" bzw. „Inhaltsstoffe". Dort ist genau aufgeführt, was im Futter tatsächlich enthalten ist.

Dann ist es so, daß die Mengenangaben in der Reihenfolge ihres Mengenanteils aufgeführt werden. So haben Sie immer an 1. Stelle die Zutat, die hauptsächlich enthalten ist, nach und nach folgen dann die weiteren, zuletzt folgt das, was am wenigsten enthalten ist.

Haben Sie sich nicht schon einmal gewundert, daß Sie ein Futter kaufen „mit Huhn", und wenn Sie dann die Zutaten lesen, dann sind dort gerade einmal 4 % Huhn aufgeführt? Jetzt sollten Sie sich immer fragen, was dann die 96 weiteren Prozent sind!

Je höher der Anteil an Getreide im Futter ist, umso ungesünder ist es für Ihre Katze. Dies gilt insbesondere für industrielles Getreide wie Weizen. Mit dem Getreide streckt der Hersteller das Futter auf kostengünstige Weise.

Lesen Sie sich daher immer ganz genau die Zutatenliste des jeweiligen Futters durch. Wenn Sie das meiste nicht verstehen oder es gar wie ein „Chemiebaukasten" klingt, dann kann es nur ungesund sein!

Für dieses Buch habe ich natürlich auch viel recherchiert und mir sehr genau diverse Fertigfutterangebote angesehen, gerade auch die Futtermarken, die ich selber für meine Katzen niemals kaufen würde, weil ich weiß, daß sie alles andere als gut sind.

Beim Feuchtfutter ist die Liste der Zutaten i.d.R. überschaubar und verständlich, im Gegensatz zum Trockenfutter. Das ist so gesehen schon einmal schön. Viele Hersteller verzichten inzwischen auf Zucker, denn die Katzenhalter sind in dieser Hinsicht bewußter geworden. Farb- und Konservierungsstoffe findet man zum Glück auch nicht mehr oft.

Dennoch darf man nicht vergessen, daß der Hersteller ja gar nicht immer wirklich alles deklarieren muß. Und es gibt immer auch Untergrenzen. Ist die Menge der Zutat also unter der Deklarationsgrenze, wird der Hersteller dies nicht angeben, wenn er es lieber verschweigen möchte. Denn er kann es verschweigen, auch rechtlich.

Doch vieles wird nach wie vor umschrieben, anders beschrieben, oft ahnt der Mensch gar nicht, was das eine oder andere tatsächlich bedeutet.

Wirklich fatal aber sind ganz oft die Inhaltsstoffe beim Trockenfutter. Das ist wiederum kein Wunder, denn ohne dieses „Zeugs" könnten die Hersteller es nicht verkaufen, weil es keine Katze fressen würde, weil es einfach nur „Nichts" wäre. Also werden gerade beim Trockenfutter diverse Geschmacksverstärker und vieles weitere, das ganz bestimmt nicht gesund ist, verwendet. Und die „Chemiebaukästen", die finden Sie gerade beim Trockenfutter. Je angeblich „höherwertiger" (was es natürlich nicht ist, es soll nur besser und teurer verkauft werden…), umso schlimmer die Zutaten. Lesen Sie es nach…

Hier eine Liste der wichtigsten alles andere als gesunden Zutaten mit „Übersetzung":

Kleber: Wenn Sie etwas von „Klebern" in der Zutatenliste lesen, was oft bei Trockenfutter der Fall ist, dann kann dies niemals gesund sein! Denn wie das Wort schon sagt, es klebt! Es klebt im Körper, es klebt im Darm…

Nebenerzeugnisse: Egal ob tierisch oder pflanzlich, dies ist immer Abfall, der für den menschlichen Verzehr nicht mehr geeignet ist.

Saccharide: Das ist Zucker!

Glucose: Auch das ist Zucker!

Kaliumchlorid: ist ein Geschmacksverstärker.

Cellulose: Abfälle aus der Getreideherstellung wie u.a. Getreidehülsen; gilt als unverdaulich!

Extrakte: i.d.R. minderwertige Abfälle

Karamell: erhitzter Zucker!

Maiskleberfutter: Nebenerzeugnis der Maisstärkegewinnung; kann Nieren und Leber belasten.

Wird ein Futter als „**Ergänzungsfutter**" deklariert, bedeutet dies, daß eine Fütterung mit nur diesem Futter keine ausreichende Gesamtversorgung der Katze bietet, auch wenn es sonst hochwertig ist. Ein Ergänzungsfutter ist also kein minderwertiges Futter, Sie sollten es aber nicht ausschließlich füttern, weil Ihrer Katze sonst auf Dauer wichtige Nährstoffe fehlen würden.

SPEZIAL- UND DIÄTFUTTER

Der Handel bietet natürlich so einiges an angeblichem Spezial- und Diätfutter an.

Ich aber kann mich auch hier immer nur wiederholen – immer ist eine wirklich gesunde und natürliche Ernährung besser als auch jedes angebliche Spezialfutter.

In der freien Natur frißt jede Katze, egal ob groß oder klein, ob alt oder jung – eine Maus. Punkt. Es gibt in der freien Natur keine „Spezialmäuse"...

Die Industrie aber möchte natürlich auch hier verkaufen. Und so macht sie den Menschen weiß, daß doch ein Spezialfutter jeweils erforderlich ist. Denn dies ist ja speziell, und somit auch oft teurer...

Die Liste der Spezialfutter ist fast endlos. Es gibt Futter für Katzenkinder, für Seniorkatzen, für übergewichtige Katzen, für bestimmte Rassen, für nierenkranke Katzen, für Katzen mit Harngrieß, etc.

Sollten Sie mit so einem Futter „liebäugeln", lesen Sie sich auch hier bitte genau die Zutaten durch. Sie werden feststellen, daß gerade dieses angebliche spezielle Futter oft die schlimmsten Zutaten enthält.

Wenn man einmal in sich geht und nachdenkt, dann ist es mehr als traurig, wenn nicht gar als „ohne Worte" zu bezeichnen, daß die Futtermittelindustrie unsere Katzen zuerst krank macht durch ihr Futter und danach ein „Spezialfutter" gegen die Krankheit anbietet, die sie verursacht hat.

„Diätfutter" – warum muß eine Katze Diät machen? Das muß sie natürlich nicht, würde sie wirklich gesund ernährt werden.

Auch gilt dies gerade für übergewichtige Katzen; dies ist wie bei uns Menschen. Jede „Diät" führt niemals zum Ziel, sondern nur die Ernährungsumstellung, gekoppelt mit mehr Bewegung und einer Reduzierung der Futtermenge.

Es gibt eine einzige Ausnahme: Ist die Katze leider sehr krank, schwach, frißt sie kaum, dann braucht sie ein sehr gehaltvolles und hochwertiges Futter, also durchaus hier ein Spezialfutter. Denn wenn sie nur sehr wenig frißt, dann muß diese kleine Menge so viele wie nur mögliche Vitalstoffe enthalten. Dies ist durchaus sinnvoll und erforderlich, aber nur so lange, bis es der Katze hoffentlich wieder besser geht, also nur kurzfristig zur Überbrückung.

Deutlich erwähnen möchte ich auch, daß Katzen bei bestimmten Beschwerden durchaus ein wenig spezieller ernährt werden müssen. Grundsätzlich ist immer die wirklich natürliche Ernährung die gesündeste. Bei einem Nierenproblem aber sollte die Katze phosphorarm ernährt werden, weil die kranken Nieren das Phosphor alleine nicht mehr ausreichend ausscheiden können. Dies sollte hier durchaus beachtet werden. So gibt es hier im Handel natürlich auch diverse Angebote. Bitte aber auch hier mit- und nachdenken und die Zutaten genau durchlesen! Denn es ist absolut keine Ausnahme, daß hier dann zwar der Phosphorgehalt reduziert ist, das Futter aber Zucker und Getreide enthält! Schlimmer noch, wenn der Tierarzt dieses Diätfutter gar in Form von Trockenfutter anpreist. So wird hier zwar auf das eine geachtet, der Phosphorgehalt, doch der Rest ist absolut ungesund!

LECKERLIES, SNACKS UND CO.

Daß die so genannten Leckerlies für unsere Katzen alles andere als gesund sind, brauche ich an dieser Stelle hoffentlich nicht mehr schreiben.

Lesen Sie sich auch dort einmal genau die Zutaten durch... Gesund ist etwas anderes.

Einzig Trockenfisch können Sie ggf. Ihrer Katze ab und zu geben, wenn Sie möchten, wenn wirklich nur Fisch enthalten ist und sonst nichts.

„Snacks", warum braucht die Katze einen Snack? Den braucht sie nicht. Aber die Hersteller wissen, daß der Mensch ja alles für die Katze kauft, der Mensch entscheidet. Und der Mensch möchte seiner Katze natürlich etwas vermeintlich Gutes tun. Denn wenn der Mensch selber gerne einen „Snack" zu sich nimmt, und das tun ja die meisten, dann wird er auch gerne seiner Katze so einen „Snack" ab und zu gönnen. Nur leider tut der Mensch seiner Katze so gar keinen Gefallen, im Sinne der Gesundheit, wenn er Snacks und Leckerlies für seinen Stubentiger kauft.

Eine „super" Erfindung der Futtermittelindustrie sind auch all die weiteren interessanten Spezialangebote, die keine einzige Katze wirklich braucht: „Anti-Hairball"-Teilchen, Spezielles gegen Zahnstein, für gesunde Zähne, für ein schönes Fell, zur Mundpflege, etc., usf.

Was man nicht alles sonst noch findet für Katzen: Käsebällchen, Yoghurt, Multivitamin-Drink, Pudding, „Knuspereien" mit den unterschiedlichsten Bezeichnungen; die Liste ist auch hier schier unendlich.

Bitte, bitte lesen Sie sich auch hier wirklich die genauen Inhaltsstoffe durch. Sie werden feststellen, daß der Hersteller ganz oft einfach nur günstige Rohstoffe verwendet, wie Getreide, Extrakte und Nebenerzeugnisse, um dies dann durch clevere Werbung teuer verkaufen zu können.

Glauben Sie bitte auch hier niemals den „Versprechen" bzw. Werbesprüchen der Futtermittelhersteller. Sie wollen nur verkaufen, sie wollen Ihr Geld. Was das Produkt tatsächlich beinhaltet, wird nicht erwähnt. Sie aber können dies nachlesen und sollten es!

Eine Ausnahme in dieser Kategorie hier aber möchte ich schon empfehlen: **Vitaminpasten.** Wenn Ihre Katze einen erhöhten Vitaminbedarf hat, weil ihr Immunsystem geschwächt ist, ist es absolut o.k., wenn Sie ihr vorübergehend eine Vitaminpaste o.ä. geben. Aber auch hier bitte die Zutaten durchlesen, denn natürlich darf auch hier nichts Ungesundes enthalten sein.

MILCH

Jede Muttermilch dient immer nur dem Baby der jeweiligen Spezies. So ist die Milch der Mutterkuh einzig zusammengesetzt für ihr Kälbchen. Die Milch der Ziege hat eine andere Zusammensetzung, die gut ist für ihr Zicklein. Die Milch vom Schaf hat wieder eine andere Zusammensetzung, die ihr Lamm braucht. Die Milch der Mutterkatze hat genau die Zusammensetzung, die ein Katzenbaby braucht. Und die Milch von einer menschlichen Mutter hat wiederum eine ganz andere Zusammensetzung, die, die ihr menschliches Baby braucht.

Jede Milch ist immer Muttermilch. Und jede Muttermilch einer Spezies hat eine Zusammensetzung, die einzig und allein für Babys dieser Gattung gut, wichtig und richtig ist.

Entsprechend ist Milch für alle anderen Arten nicht natürlich, und wenn es nicht natürlich ist, ist es nicht gesund. Milch ist daher weder für Erwachsene geeignet, noch für eine andere Spezies, schon gar nicht für Erwachsene einer anderen Spezies.

Daher braucht Ihre Katze keine Milch, schon gar nicht eine angebliche Spezialmilch oder „Katzenmilch". Und „laktose-reduziert" scheint sich einfach besser zu verkaufen, einen wirklichen Sinn hierbei gibt es nicht.

Richtig schaden aber tut es Ihrer Katze nun auch nicht, wenn Sie ihr ab und zu ein ganz klein wenig normaler Milch geben, aber eben nur ab und zu. Diese würde sie auch in freier Natur zu sich nehmen, wenn ihr diese zur Verfügung steht. Und durch die Beutetiere, die Mäuse, nimmt die Katze auch immer wieder ein wenig Milch zu sich, wenn die arme Maus z.B. gerade Babys hatte und somit Milch im Körper.

Spezielle Katzenmilch aus dem Handel ist alles andere als toll! Lesen Sie sich auch dort bitte einmal die Zutaten durch. Die meisten enthalten neben Milch auch Nebenerzeugnisse (also billiger Abfall für den Hersteller) und Zucker! Und dann noch so einige Zusatzstoffe, die alles andere als gesund klingen, eher wieder wie der Chemiebaukasten... Oder auch Konservierungsstoffe, unterschiedlich je nach Hersteller. Keine einzige „Katzenmilch" aus dem Handel aber ist gesund, meinen Recherchen nach.

VEGETARISCHE KATZENERNÄHRUNG

Ich selber bin Veganerin seit vielen, vielen Jahren, vordergründig aus purer Liebe zu den Tieren.

Auch ich hätte entsprechend am liebsten vegetarische Katzen.

Aber – das geht nicht, niemals! Wenn Sie möchten, daß Ihre Katze artgerecht, natürlich und vor allem gesund ist und ißt, dann müssen Sie akzeptieren, daß eine Katze ein Fleischfresser ist. Können Sie dies nicht akzeptieren, sollten Sie auf ein Leben mit Katzen verzichten, im Sinne der Gesundheit der Katze.

Es ist eine Tatsache, daß die natürliche Ernährung die beste und gesündeste ist, im Umkehrschluß eine unnatürliche Ernährung ungesund ist. Dies gilt entsprechend auch für eine vegetarische Ernährung der Katze.

Ich habe mich sehr intensiv mit diesem Thema beschäftigt und weiß, daß es durchaus einige Menschen gibt, die ihre Katzen rein vegetarisch ernähren und deren Katzen (noch) gesund sind. Doch irgendwann wird sich diese unnatürliche Ernährung i.d.R. leider doch rächen, mit der Zeit, wenn der Körper zu lange mangelernährt wurde. Die Katze wird krank werden.

Sollte es tatsächlich Studien geben, die beweisen, daß Katzen gesund ein Leben lang vegetarisch oder gar vegan ernährt werden können, ich würde natürlich sofort anderes schreiben. Aber, selbst von dieser Studie kann man natürlich nur abraten, denn dies bedeutet, daß Katzen dem Risiko ausgesetzt werden, krank zu werden, für so eine Studie.

Auch ist es keine Lösung, der Katze nur Trockenfutter zu geben, damit der menschliche Vegetarier nicht sieht, was die Katze bekommt. Trockenfutter ist und bleibt die ungesündeste Ernährung für unsere Katzen.

Auch eine vegetarische Katzenernährung mit angeblichen speziellen Zusätzen bleibt unnatürlich, ungesund und eine Mangelernährung. Denn es bleibt ja vegetarisch.

Ich weiß, daß es so gesehen nicht konsequent ist, wenn ich einerseits selber absolut vegan lebe, aus purer Tierliebe, meinen Katzen aber Fleisch gebe, also tote Tiere. Und jede Maus, die meine Katzen fangen, tut mir mehr als leid. Er ist nicht einfach, dieser Spagat, dieser Zwiespalt. Aber wir müssen es akzeptieren, wenn wir unsere Katzen lieben und wollen, daß sie gesund sind und bleiben.

Unsere Katzen sind Fleischfresser, ob wir wollen oder nicht.

UNGESUNDES VERMEIDEN

Dies ist immer der allererste und wichtigste Schritt überhaupt, daß Sie zumindest das absolut Ungesunde in der Ernährung Ihrer Katze vermeiden.

Ungesund sind Trockenfutter, Zucker, Farb- und Konservierungsstoffe, industrielles Getreide und i.d.R. auch Nebenerzeugnisse.

TROCKENFUTTER

Die ungesündeste Ernährung überhaupt ist und bleibt das **Trockenfutter,** gleich um welches Futter es sich handelt. Dies gilt für jede Art von Trockenfutter, für das billige, das teure, das Spezialfutter, das vom Tierarzt, das „gute" (das es nicht gibt).

Denn Trockenfutter ist Trockenfutter, und dies ist so unnatürlich und weit weg von der lebenden Maus wie nichts anderes.

Alleine, wenn Sie das Trockenfutter für Ihre Katze weglassen, sollten Sie merken, daß es Ihrer Katze besser geht. Manche Beschwerden, gerade Hautauffälligkeiten, auch Schuppen, werden von selber zurück gehen. Ihr Fell wird schöner und glänzender, Harngrieß kann sich nicht bilden, es wird Ihrer Katze auf jeden Fall besser gehen.

All dies kann ich aus meinen Katzenberatungen nur wieder und wieder bestätigen.

Auch ändert Trockenfutter das Trinkverhalten, da es den Flüssigkeitshaushalt verändert. Wie das Wort schon sagt, das Futter ist trocken. Und so muß die Katze daher trinken.

Eine gesunde Katze aber, die kein Trockenfutter bekommt, deckt ihren Flüssigkeitsbedarf fast ausschließlich über ihre Nahrung; sie trinkt so gut wie gar nicht.

Oft erbrechen Katzen ihr Futter auch, wenn sie zu viel Trockenfutter auf einmal zu sich genommen haben. Nehmen Sie einmal ein paar Stückchen Trockenfutter und legen Sie diese in Wasser. Sie werden sehen, daß das Futter stark aufquillt. Genau das gleiche geschieht im Magen Ihrer Katze. Es ist ihr also zu viel, der Magen wird überfordert, und so erbricht sie es wieder.

ZUCKER

Geben Sie Ihrer Katze nun zumindest schon nur Feuchtfutter, ist das nächste Ungesunde der Zucker. Zucker für eine Katze? Das sollte wirklich für jeden logisch klingen, daß dies nicht gesund sein kann. Warum braucht eine Katze Zucker? Braucht sie natürlich nicht. Aber, mit dem Zucker macht der Hersteller die Katze süchtig nach seinem Futter, damit sie ja nur sein Futter frißt und kein anderes mehr. Wenn Ihre Katze also nur eine Marke annimmt und sonst nichts, dann ist dieses Futter noch lange nicht besser, der Hersteller war nur clever...

Dies ist genau das gleiche wie mit Süßigkeiten. Wie ich ja schon erwähnt habe, einer der größten Süßwarenhersteller ist auch einer der größten Tierfutterhersteller!

Wenn Sie nicht möchten, daß Ihre Katze Übergewicht und Diabetes und weitere Krankheiten bekommt, dann meiden Sie rigoros Zucker im Katzenfutter. Denken Sie aber auch an die versteckten Zucker, wie Caramell, Saccharide, Glucose. Auch all dies ist Zucker, der Hersteller hat nur gehofft, daß Sie es nicht merken.

FARB- UND KONSERVIERUNGSSTOFFE

Farbstoffe sollten Sie genauso vermeiden wie Konservierungsstoffe. Wenn Sie nicht wissen, was etwas ist, ist es oft ein Farb- oder Konservierungsstoff. Diese Stoffe sind bekanntermaßen ungesund, so wie für uns Menschen auch. Oft sind es die E-Nummern, aber es kann auch so einiges sein, wozu man ein Wörterbuch braucht bzw. das Internet zum Recherchieren. Sie brauchen nicht recherchieren, denn in gutes Futter gehört nur das, was die Maus auch bieten würde. Und das ist keine Chemie.

INDUSTRIELLES GETREIDE

Kommen wir nun zum Getreide. Mit Getreide strecken viele Hersteller ihr Futter auf kostengünstige Weise. Je mehr Getreide, umso ungesünder das Futter. Gerade industrielles Getreide sollten Sie für Ihre Katze meiden, insbesondere Weizen. Es hat seinen Grund, daß viele Menschen heute an einer Glutenintoleranz leiden. Gluten ist u.a. im Weizen. Diese Intoleranz gibt es heute so vermehrt, weil der Weizen heute so verändert wurde, daß er nicht mehr natürlich ist. Und Getreide enthält das ungesunde Eiweiß, die schlechten Proteine, was bei unseren kleinen Tigern später oft zu einer Niereninsuffizienz führen kann.

Urgetreide in kleinen Mengen aber ist o.k., wie z.B. etwas Buchweizen, etwas Naturreis, etc.

Wenn Sie bisher alles beherzigen, dann sind Sie schon einmal zumindest auf einem guten Weg für eine bessere Ernährung Ihrer Katze.

NEBENERZEUGNISSE

Erwähnen möchte ich hier aber auch noch die Nebenerzeugnisse. Es werden verwendet tierische und pflanzliche Nebenerzeugnisse. Immer sind Nebenerzeugnisse Abfallprodukte, die der Hersteller günstig einkaufen kann. Es ist also niemals etwas wirklich Hochwertiges.

Nebenerzeugnisse aus dem tierischen Bereich können auch enthalten Blut, Eiter, etc. – also alles andere als etwas Leckeres...

BARF – DIE MAUS ERSETZEN

Wollen wir unsere Katzen wirklich gesund ernähren, müssen wir sie absolut natürlich ernähren.

Und, wie bereits mehrmals erwähnt, die natürliche Ernährung unserer Katze sind lebende Mäuse, Vögel, Fische.

Nun natürlich bitte nicht raus gehen und Mäuse fangen...

Ist die Katze Freigänger, versorgt sie sich entsprechend so schon zu einem kleineren oder größeren Teil selbst, wenn sie dort Mäuse, etc. fängt und frißt. So gesehen sorgt sie hier selber für einen guten Teil ihrer gesunden Ernährung.

Ansonsten aber müssen wir Menschen versuchen, diese natürliche Ernährung so gut wie möglich nachzuahmen. Wir müssen diese arme Maus also ersetzen.

Dies wird als BARFen bezeichnet, eine Abkürzung für „Biologically appropriate raw food" im Englischen bzw. „Biologisches Artgerechtes Rohes Futter" im Deutschen.

Zwar sind die Bestandteile natürlich nicht mehr lebend, aber es wird hier versucht, der Katze alles zu geben, was die Maus enthält, und dies roh.

Entsprechend erhält die Katze:
- Fleisch
- Fisch
- Innereien
- Obst und Gemüse (gerade auch grünes Blattgemüse)

- Eier (statt Knochen)
- Getreide
- Kräuter
- Öle

Gemäß der armen Maus müssen auch die Mengenverhältnisse natürlich stimmen. Der Hauptanteil ist daher immer das Fleisch bzw. Fisch. Alles andere sind Beigaben.

Man rechnet mit ca. 85 % Fleisch (ggf. mit Fisch), hiervon ggf. 30% Innereien, ca. 10% pflanzliche Kost, ca. 5 % Urgetreide, Weiteres nur als kleine Beigaben bzw. zusätzlich.

Am besten ist es natürlich, sämtliche Zutaten aus dem Biobereich zu besorgen.

Um einen Wurmbefall, etc. vom rohen Fleisch komplett zu vermeiden, kann man das Fleisch vorher einmal einfrieren, danach der Katze bei Zimmertemperatur geben. Die Kälte tötet alle Parasiten ab.

Alles, was nicht offensichtlich zur Maus gehört, Fleisch und Innereien sind ja offensichtlich, findet sich dennoch in kleinen Anteilen in ihrem Mageninhalt, daher auch ein wenig Obst, Gemüse, Getreide, etc.

Ernährt man die Katze wie oben, vor allem aber immer auch abwechslungsreich, braucht man i.d.R. nichts weiter zuführen. Auch Taurin muß nicht zugeführt werden, denn dies ist im Fleisch enthalten.

Dies wäre die beste Ernährung unserer Katzen.

FLEISCH

Der Hauptbestandteil der Maus ist ihr Fleisch. Daher sollte der größte Teil der Ernährung unserer Katzen Fleisch sein.

Wählen Sie Fleischsorten, die logisch und natürlich für die Katze sind: Huhn, Pute, Wild, Kaninchen, Lamm.

Wenn die Katze in freier Natur ein Tier niemals essen würde, dann kann es auch nicht natürlich sein, wie Rind, Pferd, etc.

Schweinefleisch für sich bitte niemals der Katze geben, denn dies kann einen für Katzen gefährlichen Virus übertragen.

Bevorzugen Sie Fleisch aus dem Biobereich und natürlich am besten somit auch aus artgerechter Haltung.

FISCH

Neben Fleisch spielt auch Fisch eine große Rolle in der Ernährung unserer Katzen. Daher können Sie ab und zu das Fleisch durch Fisch ersetzen, wenn Ihre Katze ein Fischfan ist.

Am besten ist hier frisch gefangener Fisch; vielleicht wohnen Sie am Meer? Ansonsten ist auch tiefgekühlter Fisch (der Katze natürlich bei Zimmertemperatur servieren) eine gute Wahl.

Alles andere vorsichtshalber nicht sofort roh geben, sondern vorher kurz in kochendes Wasser geben oder leicht andünsten.

Immer aber an das Rohe denken!

Fisch aus der Dose bitte nicht geben. Zum einen ist dieser selten roh, somit nicht natürlich, zum anderen sind dort oft weitere Zutaten enthalten, die alles andere als gesund sind, und sei es nur eine ordentliche Portion Salz zur Konservierung.

INNEREIEN

Die arme Maus enthält natürlich auch noch Organe, etc. Diese können und sollten Sie regelmäßig mit füttern, um eine gute Komplettversorgung zu gewährleisten. Wählen Sie am besten Innereien von Huhn und Pute. Insbesondere Herz (z.B. Hühnerherz) ab und zu geben, denn dies enthält viel Taurin, was für unsere Katzen wichtig ist.

OBST UND GEMÜSE

Ganz wichtig ist hier insbesondere grünes Blattgemüse, wie diverse Salatsorten, Rucola, Spinat. Dieses bitte ganz klein schneiden oder gar pürieren.

An Gemüse kann die Katze u.a. erhalten Möhre, Gurke, Zucchini. Diese bitte immer ganz fein raspeln.

Nicht erhalten dürfen unsere Katzen Tomaten, Paprika, Kohl, Auberginen.

Da Kartoffeln immer gekocht werden müssen (roh sind sie giftig!), kommen sie beim Barfen nicht in frage.

Beim Obst kann die Katze so fast alles futtern – Banane, Apfel, Datteln, Feigen, Zitrusfrüchte, je nach Geschmack Ihrer Katze.

Alles hier bitte auch am besten immer aus dem Biobereich. Datteln und Feigen dürfen natürlich nicht geschwefelt sein.

Gewarnt wird immer wieder vor Avocados, da diese angebliche Herzprobleme bei Katzen auslösen können. Aus meinen eigenen Erfahrungen mit Bio-Avocados aus dem eigenen Garten und von Berichten anderer Katzenhalter, die Katzen auf Biofincas auf den Kanarischen Inseln Avocados in Mengen essen saßen, kann ich dies aber nicht bestätigen. Es mag aber sein, daß es unterschiedliche Avocado-Arten gibt bzw. doch ob bio oder nicht hier das Entscheidende ist.

EIER

Da die Maus auch Knochen enthält, diese bei Katzen aber nicht so einfach zu verfüttern sind, sind Eier hier, insbesondere die Eierschale, eine prima Alternative.

Die Eier sollten absolut frisch sein, am besten natürlich von frei laufenden, glücklichen Hühnern…

Viel braucht die Katze hiervon nicht, doch ab und zu ein rohes frisches Ei, gerne mit zermalmter Schale, ist eine prima Ergänzung zur gesunden Rohfütterung.

URSPRÜNGLICHES GETREIDE

Eine kleine Menge ursprüngliches Getreide, kein (!) industrielles oder industriell verarbeitetes Getreide, dürfen unsere Katzen gerne auch bekommen, sowie Vollkorngetreide. Denken Sie hier an Naturreis, Buchweizen, etc. - also „altes" Getreide...

Auch Haferflocken mögen unsere Tiger gerne.

Ich persönlich gebe unseren Katzen täglich ein wenig Haferflocken, mit Wasser verdünnt, in ihr Futter. Sie lieben es.

Vermeiden Sie auf jeden Fall Weizen, denn die Glutenintoleranz, und Gluten ist insbesondere im Weizen enthalten, bei uns Menschen hat ihren Grund. Ursache ist, daß der Weizen heute so industriell verändert ist, daß er nicht mehr ursprünglich ist, nicht mehr natürlich. Hiergegen wehrt sich unser Körper, unser Verdauungssystem; der Mensch entwickelt eine Weizen- bzw. Glutenunverträglichkeit. Und was für uns Menschen nicht gut ist, ist in diesem Fall auch für unsere Stubentiger nicht zu empfehlen.

KRÄUTER

Kräuter sind fast schon ein „Muß" für unsere Katzen. Denn alleine schon in freier Natur frißt die Katze immer wieder Kräuter, die draußen wachsen.

Nicht nur haben Kräuter diverse Heilmöglichkeiten, sie liefern immer auch eine Vielfalt an Vitaminen, Mineralstoffen, etc.

Verwenden Sie am besten frische Kräuter, und geben Sie Ihrer Katze nur eine kleine Menge, diese aber stark zerkleinert und unters Futter untergemischt.

Testen Sie aus, was Ihre Katze mag: Petersilie, Basilikum, Oregano, Thymian, Katzenminze (steht so ziemlich jede Katze drauf), Kresse, uvm.

Auch hier – am besten aus dem Biobereich bzw. von Ihrem Küchenfenster oder aus Ihrem Garten...

ÖLE

Öle, kalt gepreßt, lieben die meisten Katzen für sich: Olivenöl, Sonnenblumenöl, Leinöl...

Nebenbei – sollte Ihre Katze zur Verstopfung neigen, ein wenig Olivenöl, ggf. ins Futter, und schon sollte i.d.R. alles wieder gut sein.

Bitte aber auch hier immer nur eine kleine Menge, denn sonst wird Ihre Katze durch die Öle zu Durchfall neigen.

SONSTIGE ZUTATEN

Bierhefeflocken: Reichlich an B-Vitaminen sind Bierhefeflocken immer hilfreich bei einem Leberproblem. Aber sie haben sich auch gegen Flöhe und Zecken bewährt, vorbeugend bzw. bei ganz leichtem Befall. Und Bierhefeflocken helfen zu einem schönen Fell und gesunder Haut.

Kokosraspeln: Meine Katzen fresssen diese pur... Kokosraspeln helfen prima vorbeugend gegen Würmer und bei leichtem Wurmbefall.

Algen: Ich wunderte mich, daß meine Katzen mir meine eingeweichten Algen klauten... Und, die Recherche ergab, auch Algen sind eine gute Nahrungsergänzung für unsere Tiger. Denn wenn die Katzen Fisch futtern, dann nehmen sie über den Fisch auch Algen auf.

KATZENGRAS

Immer zur Verfügung stehen sollte Ihrer Katze frisches Katzengras. Ist Ihre Katze Freigänger und Sie haben einen Garten bzw. pure Natur um sich herum, ist dies natürlich nicht erforderlich.

Ansonsten können Sie fertiges Katzengras im Handel kaufen, es aber natürlich auch selber ziehen. Hier nehmen Sie z.B. Weizensamen, streuen diese auf Blumenerde in einer Schale, ein wenig Erde über die Samen, regelmäßig gießen, an einen sonnigen Platz stellen, und nach einer Weile (kann schon ein paar Tage dauern...) sprießt das Gras für Ihre Katze.

Sowohl beim fertigen Katzengras als auch bei Katzengras-Samen gibt es verschiedene Angebote. Probieren Sie daher auch hier aus, was Ihre Katze mag.

Zyperngras bitte niemals wählen, auch wenn es ggf. als Katzengras deklariert wird, denn dies ist viel zu scharfkantig und kann den Darm stark reizen, gar zu blutigem Durchfall führen.

WASSER

Grundsätzlich ist es so, daß eine gesunde Katze, die kein Trockenfutter bekommt, so gut wie gar nicht trinkt. Sie deckt ihren Flüssigkeitsbedarf i.d.R. einzig über die Nahrung.

Dennoch sollten Sie ihr immer frisches Wasser anbieten, falls sie hier doch ein wenig Bedarf hat. Dies ist z.b. dann der Fall, wenn es sehr warm ist, wenn im Winter die Heizungsluft drinnen eine trockene Atmosphäre schafft, wenn das Futter ggf. sehr gehaltvoll war.

Das Wasser sollte am besten gefiltertes Leitungswasser sein, Mineralwasser ohne Kohlensäure oder Regenwasser, wenn Sie nicht gerade in einem Industriegebiet leben. Denn das herkömmliche Leitungswasser zeigt immer noch genügend Spuren von Ungesundem, was nicht sein muß. Daher Leitungswasser selber bitte nicht geben.

Sicherlich haben Sie auch schon oft bemerkt, wenn Ihre Katze Freigänger ist, daß sie das Regenwasser draußen bevorzugt...

DER GUTE KOMPROMISS

Wer nicht barfen mag oder kann, warum auch immer, dem rate ich zu einem guten Komromiß, der eine gesunde Ernährung der Katze gewährleistet, gleichfalls weder kompliziert noch aufwendig ist.

Hier geben Sie Ihrer Katze gutes, hochwertiges Feuchtfutter, wie oben beschrieben, dazu ab und zu rohes Biofleisch oder Fisch.

Mischen Sie ferner immer einmal wieder fein geraspeltes Gemüse unter, Obst, Kokosflocken, Haferflocken, Bierhefe, Olivenöl, also sämtliche Zutaten, die in den vorangegangen Absätzen beschrieben wurden.

Geben Sie Rohes und Gekochtes (hierzu zählt auch das Fertigfeuchtfutter) am besten separat, da beides eine unterschiedliche Verdauungslänge hat und der Darm sonst ggf. überfordert werden könnte. Ist Ihre Katze gut an diese Ernährung aber gewöhnt, brauchen Sie nicht mehr trennen. Sie essen ja auch den kalten rohen Salat und dazu die Spaghetti...

Je abwechslungsreicher Sie Ihre Katze ernähren, umso eher gewährleisten Sie, daß sie sämtliche Nährstoffe bekommt, die ihr Körper braucht. Ferner wird ihr Geschmackssinn gefordert, sodaß sie nicht mehr mäkelig sein kann mit dem Futter, mit der Zeit.

Ich persönlich rate in meinen Beratungen zu dieser Ernährungsform, diesem Kompromiß. Denn er ist natürlich einfacher zu handhaben als das Barfen selber. Dennoch bleibt Barf die beste Ernährung für unsere Katzen.

Wenn Sie hochwertiges Feuchtfutter Ihrem kleinen Tiger geben, ferner ab und zu rohes (Bio-) Fleisch, Fisch, ab und zu ein wenig Gemüse, Obst, Urgetreide, Kräuter, Öle, also immer auch ein wenig „dazu", dann gewähren Sie eine gute Ernährung Ihrer Katze mit viel Abwechslung, mit allem, was Ihr Tiger braucht.

Wichtig aber ist immer auch, daß Sie verschiedene Sorten und Marken guten Feuchtfutters geben. Denn zum einen kann nie ein Hersteller wirklich garantieren, daß sein Futter wirklich alles enthält, was die Katze braucht, zum anderen bieten Sie Ihrer Katze so Abwechslung, was die meisten Katzen i.d.R. genauso fordern wie wir Menschen.

Je abwechslungsreicher Sie Ihre Katze also ernähren, umso weniger wird sie sich mäkelig verhalten. Im Gegenteil, sie wird sich freuen, wieder etwas anderes in ihrem Napf zu haben. Sie wird mit Spannung erwarten, was es heute Leckeres zu fressen gibt...

Natürlich ist dies i.d.R. erst mit der Zeit der Fall, wenn Ihre Katze eine gute Weile lang an diese abwechslungsreiche Ernährung gewöhnt ist. Anfangs ist es oft eher das Gegenteil; die Katze ist anfangs meistens nicht so begeistert wie Sie. Daher müssen Sie Ihre Katze nach und nach an diese neue Ernährung gewöhnen, in kleinen Schritten.

Wenn ich in der Küche stehe und etwas zubereite, gerade auch für mich selber, warten unsere Katzen oft geduldig zuschauend daneben, um zu sehen, was davon heute für sie mit in ihren Napf kommt... Und dies kann so einiges sein: Salat, Haferflocken, rohes Fleisch, Kräuter, Zucchini roh oder angebraten, geraspelte Möhren, Datteln, Kokosraspeln, Bierhefeflocken, Papaya, Walnüsse, gekochte Kartoffeln, gekochter Reis (jeweils ohne Salz natürlich), Olivenöl, uvm. All dies zu ihrem Feuchtfutter dazu, bzw. rohes Fleisch i.d.R. separat und pur.

Wenn Sie gerade erst damit beginnen, Ihre Katze umzustellen, bitte nicht gleich in völliger Euphorie Ihrer Katze alles auf einmal vorsetzen. Sondern eines zur Zeit untermischen, beginnend mit einer kleinen Menge des Neuen.

IRRTÜMER IN DER KATZENERNÄHRUNG

Es ist immer wieder erstaunlich, wie sich wieder und wieder die ewig gleichen Behauptungen verbreiten können, die absolut falsch sind, die „Masse" aber blind glaubt, ohne nachzudenken, ohne zu hinterfragen.

Genau dies aber sollten Sie tun – informieren Sie sich unabhängig und aus diversen Quellen, machen Sie sich ein gutes eigenes Bild, denken Sie nach, überlegen Sie, recherchieren Sie – nur weil viele das gleiche sagen, muß es noch lange nicht stimmen!

DER TIERARZT KENNT SICH AUS

Leider der fatalste Irrtum überhaupt.

Tierärzte werden in einer gesunden Tierernährung nicht geschult, nicht im Studium, nicht später. Die einzigen Informationen in dieser Hinsicht, wenn sie sich nicht eigenständig und unabhängig schlau machen, bekommen sie von den Futtermittelherstellern. Und diese Informationen sind natürlich absolut einseitig, denn sie dienen nur dem Profit der Futtermittelindustrie.

Wenn ich in meinen Beratungen erfahre, daß Futter vom Tierarzt empfohlen wurde und ich mir diese Produkte dann im Detail anschaue, kann ich wirklich nur „die Hände über dem Kopf zusammenschlagen". Es ist fatal, was den Menschen für ihre Katzen so empfohlen wird. Und dies ausgerechnet vom Tierarzt, der es doch eigentlich wirklich besser wissen sollte, aber eben leider nicht tut. Und dann ist dieses Futter vom Tierarzt nicht nur nicht wirklich gut, sondern natürlich auch noch verdammt teuer.

Vertrauen Sie daher bitte in dieser Hinsicht niemals blind dem Tierarzt, sondern denken Sie immer an die eigentliche gesunde Katzenernährung. Und dann lesen Sie sich die Zutatenliste des empfohlenen Futters in Ruhe durch.

Ganz arg ist es, ich habe es schon mehrmfach erwähnt, wenn ein Tierarzt bei Harngrieß/Struvit ein angeblich spezielles Trockenfutter empfiehlt. Und dies, wo genau das Trockenfutter selber zu den Beschwerden geführt hat. Diese traurige Tatsache erlebe ich fast täglich in meinen Beratungen, wenn die Menschen sich nach dem Tierarztbesuch an mich wenden, weil ihre Katze unter Harngrieß leidet.

TROCKENFUTTER GEGEN ZAHNSTEIN

Genau das Gegenteil ist der Fall. Denn das Trockenfutter ist so ungesund, daß es zu schlechten Zähnen und zu Zahnstein führt.

Wie kann es sonst sein, daß trotz dieser Empfehlung so viele Katzen eine Zahnsteinentfernung über sich ergehen lassen müssen...?

Richtig ist natürlich, daß die Zähne auch etwas zu knabbern, zu beißen brauchen. Ist Ihre Katze Freigänger, wird sie dies automatisch „erledigen", wenn sie ab und zu Mäuse, etc. frißt.

Ansonsten geben Sie Ihrer Katze ab und zu rohes Biofleisch, was sie entsprechend auch beißen muß, so daß sie hierdurch ihre Zähne beansprucht.

NIERENKRANKE KATZEN MÜSSEN EIWEISS-/PROTEINARM ESSEN

Erst einmal: Eiweiß sind Proteine.

Diese absolut falsche Aussage, die leider auch die meisten Tierärzte verbreiten, erlebe ich in fast jeder Katzenberatung bei einem Nierenproblem.

Eiweiß ist hochgradig in Fleisch enthalten. Würde man diese These unterstützen, würde es bedeuten, daß die natürliche Ernährung der Katze absolut ungesund ist. Dies kann niemals sein!

Es gibt verschiedene Proteine. Es gibt gutes Eiweiß, und es gibt schlechtes. Das gute ist in der Maus enthalten, im Fleisch. Und dieses kann und soll und muß die Katze erhalten.

Schlechtes Eiweiß aber hat die Nieren durchaus belastet und krank gemacht. Und dieses schlechte, das ungesunde Eiweiß, dies ist enthalten im Getreide! Denn Getreide ist leider sehr oft enthalten in diversen Futtermarken, da die Hersteller ihr Futter hiermit auf billige Weise strecken.

Wenn ich dann sehe, daß spezielles Nierendiätfutter vom Tierarzt empfohlen wird und ausgerechnet dies viel Getreide enthält, dann kann ich nur rigoros hiervon abraten und zu einer wirklich gesunden Ernährung raten.

ROHES FLEISCH KANN SALMONELLEN, VIREN, ETC. ÜBERTRAGEN

Dies ist eine typische Angst und Panikmache. Grundsätzlich kann das Immunsystem der Katze alles gut abwehren, wenn es gesund und stark ist.

Und – ist die Maus draußen „clean"? Ist sie steril? Nein, natürlich nicht.

Natürlich, wenn Sie rohes Fleisch kaufen, sollten Sie es aus verläßlicher Quelle einholen und Bioprodukte bevorzugen.

Diese Angst vor obigem aber ist absolut unbegründet.

Einzig bei Schweinefleisch ist dies richtig, denn dies kann durchaus einen für Katzen gefährlichen Virus übertragen; daher sollten Sie Schweinefleisch niemals füttern.

Und um mögliche Würmer absolut zu vermeiden, einfach das Fleisch vor der Verfütterung einmal einfrieren, da überlebt kein Wurm…

Denken Sie auch hier immer an die Katzen in freier Natur. Hätten diese Angst vor Salmonellen?

Wenn Ihre Katze Freigänger ist und Mäuse frißt, dann haben Sie bestimmt auch schon einmal bemerkt, daß die Katze die Maus sofort wieder erbricht, wenn die Maus nicht „o.k." war, oder? Dies hat allerdings nicht unbedingt direkt etwas mit diesem Thema zu tun. Hier war die Maus dann entweder krank, oder sie war z.B. vergiftet (also auch krank). Der Körper der Katze hat dies gemerkt und das Ungesunde sofort wieder erbrochen.

Je besser das Immunsystem Ihrer Katze ist, je natürlicher ihr Geschmackssinn, je normaler ihre Verdauung arbeitet, umso natürlicher und besser wird ihr Körper reagieren. Und dies erreichen

Sie u.a. durch eine gesunde und natürliche Katzenernährung. Hier schließt sich der Kreis, denn dazu gehört das rohe Fleisch.

ERNÄHRUNG BEI KRANKHEITEN

Grundsätzlich ist die natürliche und gesunde Ernährung immer die beste; dies wissen Sie nun. Und sie ist immer auch besser als jedes angebliche Spezialfutter.

Bei manchen Krankheiten aber kann es einen leicht veränderten Bedarf der Zutaten geben, weil der Körper entweder mehr von einer Substanz braucht oder gewisse Nährstoffe nicht so gut verwerten kann.

ALLERGIEN

Leidet Ihre Katze unter einer Futtermittelallergie bzw. vermuten Sie dies, so sollte Ihre Katze natürlich die Nahrungsmittel nicht mehr bekommen, die sie nicht verträgt.

Wenn Sie dies nicht genau wissen, dann müssen Sie es austesten, indem Sie täglich nur ein Futter geben bzw. eingeschränkte Zutaten und sehen, wie Ihre Katze reagiert. Verträgt sie etwas nicht, lassen Sie dies weg.

Grundsätzlich sollten Sie bei Allergien auch hier zuerst zu einer wirklich gesunden und natürlichen Ernährung übergehen.

Bleibt die Allergie dennoch, sollten Sie zunächst jegliches Getreide weglassen, denn dies ist das häufigste, wogegen die Katzen allergisch reagieren können.

Zeigt sie dennoch weiter Allergieerscheinungen, müssen Sie weiter austesten und beobachten, auf welches Futter mit welchen Inhaltsstoffen sie reagiert. Hier hilft, daß Sie pro Tag immer nur ein

Futter geben. Zeigt sie bei einem Futter allergische Reaktionen, lesen Sie sich genau die Inhaltsstoffe durch, notieren Sie sich diese. Geben Sie dieses Futter nicht mehr und wählen Sie ein anderes. Reagiert sie auch hier allergisch, vergleichen Sie die Inhaltsstoffe beider Futtersorten. Was ist gleich? Der gleiche Inhaltsstoff kann entsprechend der sein, der ihre Allergie auslöst. Diesen sollten Sie dann erst einmal weglassen und sehen, ob sie nicht mehr allergisch reagiert, wenn sie diese Zutat nicht bekommt.

Nahrungsmittelallergien häufen sich bei **Getreide**, aber auch Fisch ist möglich. Seltener sind andere natürliche Zutaten, aber dennoch natürlich möglich.

DIABETES

Oft wird die Zuckerkrankheit durch den Zucker im herkömmlichen Katzenfutter ausgelöst.

Daher ist es essentiell, daß Ihre Katze rigoros **keinen Zucker** mehr bekommt. Geben Sie ihr rigoros nur Futter, das weder Zucker selber noch versteckte Zucker enthält, wie Caramel, Saccharide, Glucose, etc.

Ansonsten muß auch diese Katze natürlich absolut gesund und natürlich ernährt werden.

DURCHFALL

Zuerst einmal darf die Katze bei Durchfall **weder Milch, noch Öl noch Fett** erhalten. Dies ist das erste.

Gerne aber kann sie dafür **Bierhefeflocken,** die Sie u.a. im Reformhaus bekommen, untergemischt in ihr Futter bekommen.

Bleibt der Durchfall dennoch, wechseln Sie testweise das Futter, denn ggf. bekommt ihr das aktuelle nicht.

Hat sie immer noch Durchfall, kann es natürlich noch weitere mögliche Ursachen geben, wie z.B. Würmer, aber noch Weiteres. Hier bitte an den Tierarzt bzw. Tierheilpraktiker wenden.

FLÖHE UND ZECKEN

Ein gutes Immunsystem kann diese Parasiten für sich und alleine gut abwehren. Daher ist zum einen die gesunde und natürliche Ernährung Ihrer Katze essentiell. Ferner können Sie ihr **Bierhefeflocken** in ihr Futter geben. Diese verändern den Geruch Ihrer Katze, den Parasiten nicht mögen.

Bei starkem Flohbefall sind natürlich noch weitere Maßnahmen erforderlich. Sie können Ihre Katze hier mit frischen Fenchelblättern abreiben oder mit einer frischen Knoblauchzehe.

Die eine oder andere Zecke aber gehört bei Freigängerkatzen einfach dazu; diese sollten Sie natürlich sanft entfernen.

HARNGRIESS

Die Hauptursache für Harngrieß ist das Trockenfutter. Daher ist es essentiell, daß Ihre Katze rigoros **kein Trockenfutter** mehr bekommt. Dies ist immer die erste und wichtigste Maßnahme. Ferner sollte Sie für diese Katze auf industrielles Getreide wie vor allem **Weizen verzichten,** sowohl in der Rohernährung, als gerade auch im industriellen Katzenfutter.

Bleibt der Harngrieß dennoch, muß dieser ausgeleitet werden. Hier wenden Sie sich bitte an einen fachkundigen Tierhomöopathen bzw. den Tierarzt.

HAUTERKRANKUNGEN

Ist die Ernährung schuld an Hautbeschwerden, was nicht selten der Fall ist, reicht oft schon die Ernährungsumstellung auf eine wirklich gesunde und natürliche Ernährung. Kein Trockenfutter mehr, dafür gutes Feuchtfutter bzw. die Rohernährung.

Alleine diese Umstellung sollte hier i.d.R. helfen, wenn die Ernährung die Ursache ist bzw. war.

Zusätzlich können Sie ihr gerne **Bierhefeflocken** in ihr Futter untermischen. Diese sind prima für eine gesunde Haut und ein schönes Fell.

Ist die Ernährung aber nicht die Ursache, muß weiter nach der Ursache geforscht werden. Hier am besten an einen guten Tierarzt wenden, der dies hinterfragt, oder aber an einen fachkundigen Tierheilpraktiker.

LEBERBESCHWERDEN

Hat die Katze leider ein Leberproblem, ist die Basis durchaus auch hier die gesunde und natürliche Ernährung.

Zusätzlich aber hat sie einen erhöhten Bedarf an B-Vitaminen. Diese B-Vitamine sind erhöht enthalten insbesondere in **Bierhefe**. Daher geben Sie Ihrer Katze gerne täglich ein wenig Bierhefeflocken mit in ihr Futter. Sollte sie hierdurch jedoch zu Verstopfung neigen, reduzieren Sie die Menge an Bierhefe und geben ihr zusätzlich ein wenig Olivenöl mit ins Futter.

Auch **grünes Blattgemüse**, ganz fein und klein geschnitten, darf Ihre Katze gerne erhalten.

NIERENINSUFFIZIENZ

Bei einer Niereninsuffizienz müssen Sie zuerst einmal bedenken, daß i.d.R. das bisherige Futter die Nieren Ihrer Katze krank gemacht hat.

Daher ist zuallererst auch hier eine wirklich gesunde und natürliche Ernährung essentiell.

Geben Sie Ihrer Katze jedoch bitte nicht ein zu gehaltvolles Futter, dies könnte ihre Nieren zu sehr belasten. Wählen Sie vorrangig leichte Fleischsorten wie u.a. Pute und Hühnchen, geben Sie ihr gerne auch Fisch.

Ferner kann eine nierenkranke Katze gerne **Milchprodukte** bekommen, wie u.a. Quark und Hüttenkäse, immer aber pur und am besten bio.

Sie darf gerne zusätzlich einige **Kohlenhydrate** erhalten, die u.a. in gekochten Kartoffeln, aber auch in Reis enthalten sind.

Auch ein wenig **Olivenöl** können Sie ihr täglich mit ins Futter geben. Sollte sie hiervon dann jedoch zu Durchfall neigen, lassen Sie dies bitte wieder weg.

Sind die Nieren leider stark geschädigt und frißt Ihre Katze wenig, können Sie ihr ein wenig **Traubenzucker** in ihr Trinkwasser geben. Dies liefert ein wenig Energie und regt den Appetit etwas an.

Eine nierenkranke Katze muß viel trinken, da sie hierdurch den Nieren beim Ausspülen hilft. Gleichfalls zeigt das vermehrte Trinken aber auch, daß die Nieren leider nicht perfekt arbeiten. Daher aber sollten Sie ihr immer frisches Wasser anbieten, bitte immer nur gefiltertes Leitungswasser oder Mineralwasser ohne Kohlensäure.

Eine zusätzliche direkte Unterstützung der Nieren ist immer auch erforderlich; die Homöopathie bietet hier gute Möglichkeiten, daher am besten an einen fachkundigen Katzenhomöopathen wenden.

Sind die Nieren sehr stark geschädigt, geht es der Katze leider sehr schlecht, sind anfangs Infusionen vom Tierarzt oft hilfreich bzw. erforderlich. Diese erhöhen den Flüssigkeitshaushalt des Körpers der Katze, denn dieser hat durch die Niereninsuffizienz dann zu stark gelitten.

Eine nierenkranke Katze sollte, wenn möglich, phosphor- bzw. phosphatreduziert ernährt werden. Denn die Nieren können nun das Phosphor nicht mehr ausreichend alleine ausleiten. Wählen Sie daher hier bitte ein Feuchtfutter, das wenig Phosphor enthält. Wenn Sie barfen, keine Knochen geben, denn diese enthalten am meisten Phosphor.

SCHUPPEN

In meinen Beratungen kann ich oft erkennen, daß eine Katze, die viel Trockenfutter bekommt, zu Schuppen neigt. Sprich, hier ist das Trockenfutter die Ursache. Entsprechend verschwinden die Schuppen, sobald die Katze kein Trockenfutter mehr erhält.

Bei Schuppen hilft i.d.R. die Umstellung auf eine gesunde und natürliche Ernährung ausschließlich, wenn keine sonstigen Erkrankungen, wie Organschäden, vorliegen.

ÜBERGEWICHT

Neigt Ihre Katze zu Übergewicht, müssen Sie die tägliche Futtermenge reduzieren. Lassen Sie kein Futter mehr stehen, geben Sie ihr mehrmals am Tag kleinere Portionen.

Ihre Katze muß im Sinne Ihrer Gesundheit natürlich abnehmen. Spielen Sie viel mit ihr, damit sie sich mehr bewegt.

Und natürlich muß auch diese Katze wirklich gesund und natürlich ernährt werden.

UNTERGEWICHT

Wiegt Ihre Katze zu wenig, sollte sie natürlich zunehmen. Geben Sie ihr mehrmals am Tag Futter, über den Tag verteilt. Sie kann gerne sehr gehaltvolles Futter bekommen. Und sie darf gerne fressen, so viel sie mag...

VERSTOPFUNG

Leidet Ihre Katze unter Verstopfung, sollten Sie ihr **Olivenöl** in ihr Futter geben. Ebenso kann sie gerne flüssige **Sahne** ohne Zucker erhalten oder auch **Kondensmilch.** Diese kleinen Maßnahmen helfen i.d.R. immer gut und sofort.

Grundsätzlich läßt eine Katze, wie wir, ein bis 2mal am Tag Kot. Es gibt Katzen, die nur alle 2 Tage Stuhlgang haben und denen es sonst gut geht; dies ist für diese Katzen in Ordnung. Alles andere aber spricht für Verstopfung, auch wenn der Kot sehr hart ist bzw. Ihre Katze Mühe hat, Kot zu lassen.

Zusätzlich dürfen Sie sie gerne sanft massieren, wenn sie mag, sie bürsten, viel mit ihr spielen. All dies regt zusätzlich die Verdauung an.

WÜRMER

Auch diese Parasiten kann ein gesundes Immunsystem von sich aus recht gut abwehren. Vorbeugend gegen Würmer haben sich **Kokosflocken** bewährt.

Bewährt zum Ausleiten von Würmern haben sich Kräuter, insbesondere italienische, wie Basilikum, Oregano, Majoran.

Auch Kürbiskerne leiten Würmer aus, ebenso Papayakerne. Kürbiskerne werden i.d.R. von den Katzen gerne genommen, Papayakerne aber sind schon schwieriger.

Bleiben die Würmer dennoch, rate ich dazu, zuerst die Homöopathie zu versuchen, die ebenfalls Würmer ausleiten kann. Bitte wenden Sie sich hier an einen guten Katzenhomöopathen.

Hilft all dies nichts, dann muß hier schon auf die herkömmliche Wurmkur vom Tierarzt zurück gegriffen werden.

UMSTELLUNG DES FUTTERS

Am besten ist es natürlich, wenn Sie ein Katzenkind aufnehmen und dies von Anfang an gesund und natürlich ernähren. So werden Sie und Ihr Kätzchen gar nicht erst Probleme mit einer Umstellung bekommen.

Ist Ihre Katze Freigänger und versorgt sich draußen ab und zu selbst, dürfte es mit der Rohernährung i.d.R. auch schnell und einfach sein, denn sie ist Beutetiere gewohnt und somit Rohes.

Bei Katzen aber, die bisher nur nicht wirklich gutes Feuchtfutter oder gar nur Trockenfutter gewöhnt sind, kann es durchaus erst einmal ein wenig schwierig sein. Dies ist schon von Katze zu Katze unterschiedlich, insofern probieren Sie es immer erst einmal aus. Nimmt die Katze gleich das neue Futter gut an, prima. Wenn aber nicht, ist es ganz wichtig, daß Sie sich vor allem in Geduld üben und zum anderen Ihre Katze nach und nach an das neue Futter gewöhnen, in kleinen Schritten, dennoch aber mit Konsequenz und weiterhin noch mehr Geduld.

Enorm wichtig ist, daß Sie selber wirklich davon überzeugt sind, daß Sie die Ernährung Ihrer Katze ändern müssen.

Ich erlebe oft, daß der Mensch die Katze bedauert, daß sie ihr leid tut, weil sie nun ihr Lieblingsfutter nicht mehr bekommt. Denken Sie aber bitte immer an die Gesundheit Ihrer Katze! Sie tun ihr nichts Gutes, wenn Sie ihr weiter das „ungesunde Zeug" geben, was sie krank macht oder gar schon krank gemacht hat.

Dies ist wie bei einem kleinen Kind, das nur Pizza, Süßigkeiten, Pommes und Fast-Food kennt. Es wird weder Apfel noch Möhre anrühren.

Sie selber müssen überzeugt sein, und Sie selber müssen sturer sein als Ihre Katze. Dies merkt Ihre Katze, sie spürt es – und es ist mit das Wichtigste, um Ihre Katze so zu „überzeugen".

Eine kranke bzw. schwache Katze aber muß natürlich fressen bzw. bei ihr ist es das Wichtigste, daß sie überhaupt frißt. Dies geht natürlich vor.

In meinen Beratungen mache ich es bei sehr geschwächten Tieren, die vor allem fressen müssen bzw. für sich kaum und wenig fressen, so, daß ich zuerst einmal über die eigentlich gesunde Ernährung informiere. Gleichzeitig unterstütze ich die Katze mit der Homöopathie, sodaß sie gesamt gestärkt wird. Der Katzenhalter versucht neues Futter, probiert aus, versucht, die Katze zu animieren. Frißt sie dennoch nur das alt bekannte Futter, geht dies erst einmal vor. Der Katzenhalter aber bleibt am Ball, mischt ggf. neues mit bekanntem Futter, etc. Dies kann dauern, aber es führt fast immer zum Erfolg, wenn der Mensch wirklich bei der Sache bleibt.

Katzen, die bisher nur Trockenfutter kannten, sind oft am schwierigsten umzustellen. Dennoch, auch hier bitte austesten, ob es sich nicht doch anders verhält. Wenn nicht, dann streuen Sie anfangs ein paar Stückchen Trockenfutter auf das Feuchtfutter, als Anreiz, mehr aber nicht. Führt dies dennoch nicht zum Erfolg, dann müssen Sie das Trockenfutter komplett verbannen. Denn wenn Ihre Katze es noch riechen kann, dann weiß sie, daß es im Schrank ist, daß sie nur weiterhin stur sein und Sie mit großen Augen anschauen muß.

Nimmt Ihre Katze bereits Feuchtfutter, probieren Sie verschiedene neue gute Marken und Sorten aus. Testen Sie, was sie mag und annimmt. Nimmt sie so gar nichts Neues, z.B. weil sie den Suchtmacher Zucker gewohnt ist, dann mischen Sie anfangs nur ein klein wenig neues Futter unter ihr bekanntes und erhöhen nach und nach den Anteil des neuen.

Nach und nach wird sich so automatisch der Geschmackssinn Ihrer Katze so verändern, daß er wieder natürlich ist. Und dann wird sie auch das gute Futter fressen und mit Chance sogar das ungesunde komplett verschmähen.

Als Anreiz können Sie ferner austesten und unters neue Futter mischen: Thunfisch in eigener Soße, Bierhefeflocken, Olivenöl, angebratenes Fleisch, Kokosflocken...

Probieren Sie aus, testen Sie, aber erst einmal nur eines zur Zeit vom Neuen.

Es ist natürlich Ihre Entscheidung, ob Sie Ihrer Katze gutes Feuchtfutter geben und ab und zu rohes Fleisch oder sie komplett roh ernähren.

Bitte aber stellen Sie nach und nach um, in kleinen Schritten, denn sonst könnte die Verdauung Ihrer Katze ggf. überfordert werden. Ihre Katze muß sich an die neue Ernährung genauso gewöhnen wie ihr Geschmackssinn, ihr Darm, ihre Verdauung. Auch daher ist „nach und nach" immer der beste Weg. Dies gilt für die Rohernährung und das Feuchtfutter, nicht aber für Trockenfutter. Trockenfutter sollten Sie am besten immer sofort, rigoros und komplett weglassen, so ungesund ist dies.

Oft meint es der Mensch gut, ist aber leider nicht wirklich komplett informiert. Dann bekomme ich oft zu hören: „Ich habe extra für meine Katze gekocht; das konnte ich aber gleich in den Müll werfen, sie hat nichts davon gefressen". Klar aber eigentlich auch, denn sie kennt dies doch gar nicht. Sie kennt es nicht, sie mag es nicht. Und – Katzen sind, das kommt noch dazu, absolute Gewohnheitstiere. Das zweite Falsche an diesem gut gemeinten Versuch ist das Kochen. Denn wie Sie ja jetzt wissen, das braucht man gar nicht. Denn Gekochte Nahrung ist „tote Nahrung". All die wertvollen Stoffe finden sich immer nur in der rohen Nahrung...

Anfangs, zur Umstellung, können Sie gerne ein wenig angebratenes Fleisch versuchen. Auch sonst ist dies ab und zu o.k., so wie ab und zu als „Beilage" z.B. etwas gekochte Kartoffeln oder gekochter Reis. Immer aber bleibt das Rohe das Beste, roh ist immer die beste Variante, bei Fleisch genauso wie bei Obst und Gemüse.

FUTTERMENGE

Immer wieder werde ich gefragt, wieviel denn eine Katze fressen darf, welche Menge genau sie erhalten soll.

Die Antwort ist ganz einfach: Es gibt niemals eine pauschale Menge, die für alle Katzen gleich gilt!

Vergessen Sie bitte sämtliche Tabellen, sämtliche Ausrechnungen, etc.

Der Bedarf einer Katze ist immer individuell, so individuell, wie die Katze ist, wie ihr Leben ist, ihre Aktivität und somit ihr Energiebedarf.

Eine Katze mit einem natürlichen und gesunden Freßverhalten wird immer so viel fressen, wie sie wirklich braucht. Geben Sie ihr zu viel, wird sie einen Rest stehen lassen. Geben Sie ihr zu wenig, wird sie Futter nachfordern.

Hat Ihre Katze diesen natürlichen Sättigungspunkt nicht (mehr), ist es dennoch ganz einfach, die Futtermenge zu bestimmen. Wenn Ihre Katze zu dick ist, Übergewicht hat, dann bekommt sie zu viel Futter, und Sie müssen die Futtermenge reduzieren. Ist Ihre Katze zu dünn, sollte sie mehr Futter bekommen.

So einfach ist dies. Sie brauchen nichts abwiegen oder einteilen, Sie müssen nur beobachten, wie Ihre Katze aussieht...

Grundsätzlich ist es gut, wenn Ihre Katze mehrmals am Tag, über den Tag verteilt, Futter erhält, gerne so 5 Mahlzeiten am Tag. Sind Sie berufstätig, geben Sie ihr nach dem Aufstehen einmal Futter, dann noch einmal, bevor Sie außer Haus müssen, wenn Sie von der Arbeit nach Hause kommen, ggf. danach noch einmal eine Zwischenmahlzeit, und einmal Futter, bevor Sie zu Bett gehen – macht auch hier fünf Mahlzeiten.

Gerade Wohnungskatzen, die immer Trockenfutter zur Verfügung haben, können nur zu Übergewicht neigen…

Entsprechend kein Trockenfutter mehr geben, zumal es eh die ungesündeste Ernährung darstellt, zum anderen kein Futter mehr stehen lassen. Geben Sie Ihrer Katze immer gezielt Futter. So können Sie bei mehreren Katzen auch kontrollieren, wer wieviel jeweils frißt.

Ein Katzenbaby bzw. Katzenkind braucht auf jeden Fall mehrmals am Tag kleinere Portionen, über den Tag verteilt, durchaus alle 4 Stunden eine Mahlzeit.

Und ein Katzenkind ist natürlich noch im Wachstum und darf daher gerne eine gute Menge Futter bekommen. Natürlich soll es aber auch nicht zu dick werden… Aber es braucht diese Energiemenge für das Wachstum.

Grundsätzlich bewegen sich Wohnungskatzen i.d.R. weniger als Freigänger und haben daher einen niedrigeren Energiebedarf. Je mehr sich Ihre Katze bewegt, umso mehr Futter wird sie brauchen. Je bequemer Ihre Katze ist, umso weniger braucht sie.

NÄPFE

Auch auf die Beschaffenheit von Futter- und Trinknäpfen möchte ich hier zu sprechen kommen. Denn diese ist ebenfalls nicht unwichtig.

Plastik kann ein wenig „ausdünsten", und natürlich soll keine Katze Plastik zu sich nehmen.

Bei Metall können kleine Restmetallspuren ins Futter kommen.

Entsprechend ist die beste Wahl, wenn Futter- und Trinknäpfe **aus Keramik** sind.

BELASTUNGEN

Natürlich gibt es noch weitere wichtige Aspekte, die eine zentrale Rolle spielen, ob unsere Katzen gesund sind und bleiben, oder ob ihr Immunsystem geschwächt wird bzw. sie krank werden können.

Denn die Katze kann nicht nur durch eine ungesunde Ernährung eine schlechte Basis erhalten, sie kann auch körperlich und seelisch belastet werden.

Ihr Körper kann geschwächt werden durch ein Zuviel an Medikamenten, durch Impfungen, Wurmkuren, Flohmittel, diverse Gifte bzw. für unsere Katzen giftige Stoffe. Dies sind die körperlichen Belastungen unserer Stubentiger, die ihr Immunsystem schwächen, ihre Organe schädigen, sie krank machen können.

Doch auch die möglichen seelischen Belastungen sind nicht außer Acht zu lassen. Denn wird die Katze nicht artgerecht gehalten, hat sie Kummer, trauert sie gar, ist sie eifersüchtig, kümmert sich ihr Mensch zu wenig, wird die Natur der Katze nicht berücksichtigt, etc., all dies kann „ihre Seele weinen lassen"; und wenn es für ihre Seele zu viel wird, können sich auch seelische Ursachen in Krankheiten bei unseren Katzen äußern.

KÖRPERLICHE BELASTUNGEN

Unsere Katze, ihr Körper, ihre Organe, ihr Immunsytem – können natürlich auch belastet werden durch Mittel von außen, wie Medikamente, Impfungen, Wurmkuren, Flohmittel und Giftiges.

Alles, was von außen in dieser Hinsicht dazu kommt und auch seine Schattenseiten hat, kann zu körperlichen Beschwerden unserer kleinen Tiger führen.

Dies kann sowohl offensichtlich und sofort geschehen, indem die Katze z.B. direkt nach einer Impfung Symptome zeigt, es kann sich aber auch im laufe der Zeit „entwickeln", wenn der Körper mehr und mehr mit all diesen Stoffen belastet wird und irgendwann einfach nur noch überfordert wird.

Die Essenz bei diesem Thema, im Hinblick insbesondere auf Mittel vom Tierarzt, wie Wurmkuren, Flohmittel, etc., sollte lauten: „Weniger ist mehr".

Je weniger Sie Ihre Katze mit Stoffen und Mitteln von außen belasten, umso reiner ihr Körper, umso stärker ihr Immunsystem.

Nicht immer bzw. fast nie ist das, was als „allgemein richtig" gilt, tatsächlich das „Non-plus-ultra". Denn alles hat immer zwei Seiten...

IMPFUNGEN

Einmal im Jahr sollte die Katze geimpft werden, so die häufigste „Empfehlung", auch von Tierärzten.

Da die Impfkritik aber zum Glück zunimmt, die Menschen schon ein wenig nachdenken und aufgeklärt sind, hat sich zwischenzeitlich ein „Impfschema" verbreitet – eine Impfung nur alle 3 Jahre o.ä. Der „perfekte Kompromiß", vermeintlich, denn er beruhigt doppelt das Gewissen des Menschen. Die Katze erhält angeblich den Schutz gegen Krankheiten, gleichfalls aber entzieht sich der Mensch der „Überimpfung", indem er sie einfach ein wenig seltener impfen läßt, aber eben dennoch regelmäßig.

Doch ich möchte Ihnen raten, sich nicht auf „faule Kompromisse" einzulassen, um Ihr Gewissen zu beruhigen, sondern sich wirklich eingehend und gut zu informieren. Denn nur so können Sie sich ein wirklich gutes, eigenes Bild machen und dann eigenständig und unabhängig für Ihre Katze entscheiden.

Ob Sie aber nun Ihre Katze impfen lassen oder nicht, es gibt keine Garantie. Ihre Katze kann krank werden, weil sie nicht geimpft wurde; sie kann genau so krank werden, wenn sie geimpft wurde. Dies müssen Sie sich immer vor Augen führen. Denn so ist nun einmal unser Leben und auch das Leben unserer kleinen Tiger. Es gibt keine Garantien.

Sie selber müssen so gut informiert sein, daß Sie das Für und Wider abwägen bzw. abwägen können.

Keine Impfung schützt wirklich zu 100%. Denn die Viren entwickeln sich zum einen stetig weiter, zum anderen kann ein Impfstoff niemals alles abdecken.

Jede Impfung aber belastet den Körper. Denn der Körper muß mit diesen Fremdstoffen nun ja zusätzlich zurechtkommen, sie verarbeiten.

Eine Impfung funktioniert auf zwei mögliche Weisen. Entweder, es werden die Antiviren gespritzt, also die Viren, die die jeweiligen Krankheitsviren zunichte machen. Oder aber es werden genau die Krankheitsviren selber gespritzt, damit hier nun das Immunsystem verstärkt arbeiten kann bzw. soll, denn es muß diese Viren nun verstärkt abwehren.

Wie auch immer aber, der Körper muß jede Virenart abwehren, ob Antiviren oder Viren selber.

Daher kommt es immer wieder auch vor, daß gerade eine Impfung gegen die entsprechende Krankheit genau diese Krankheit auslöst. Die Impfung ist somit Ursache für die Krankheit. Vermehrt tritt dies meinen Erfahrungen nach auf vor allem bei Katzenschnupfen. Die Katze kann also durch eine Impfung gegen Katzenschnupfen den Katzenschnupfen bekommen.

Grundsätzlich birgt jede Impfung auch weitere Risiken. So ist ein Impfsarkom (Krebs, i.d.R. an der Spritzen-Einstichstelle) möglich, Erbrechen, Apathie, Verhaltensveränderungen, gar Epilepsie.

Auch in meinen Beratungen erlebe ich es immer wieder, daß eine Impfung die Ursache für Beschwerden der Katze ist. Dies ist deutlich daran auszumachen, daß die Beschwerden relativ direkt nach der Impfung auftreten.

Es sind gerade die Kombi- bzw. Mehrfachimpfungen, die z. Zt. ja „in" sind, die immer wieder Impfreaktionen auslösen. Auch dies kann ich aus meinen Beratungen nur bestätigen. Wird mir eine Katze mit einer Impfreaktion vorgestellt, hat sie i.d.R. eine Kombi-Impfung erhalten. So gesehen aber ist dies ja fast verständlich, denn der Körper muß hier mit diversen Stoffen auf einmal fertig werden...

Wir alle, so auch unsere Katzen, kommen täglich mit diversen Viren in Berührung. Und wir alle, bzw. unser Immunsystem, müssen täglich damit fertig werden. Genau dies aber stärkt unser Immunsystem. Denn es muß Tag für Tag arbeiten.

Erhält die Katze nun die Antiviren, muß das Immunsystem aber nicht mehr arbeiten. Das Immunsystem wird also geschwächt durch die Impfung, weil die Impfung dem Immunsystem die Arbeit abnimmt.

Noch einmal zu den Impfwiederholungen. Es ist eine Tatsache, daß eine Impfung über Jahre, wenn nicht gar ein Katzenleben lang, anhält. Es gibt keinen Grund, eine Impfung so häufig wiederholen zu lassen. Diese Impfwiederholungen dienen aber natürlich der Pharmaindustrie und, sorry, dem Tierarzt. Denn sie sind eine gesicherte und zuverlässige, regelmäßige Einnahmequelle für beide.

Was Tollwut betrifft, so ist Tollwut in den meisten europäischen Ländern so gut wie ausgerottet, in Deutschland auf jeden Fall.

Nun gibt es natürlich leider Gesetze, daß u.a. eine Katze geimpft sein muß, wenn sie das Land verläßt, man also mit ihr verreist bzw. ausreist. Dieses Gesetz kann man natürlich nicht umgehen. Aber, reisen sollte man mit einer Katze für sich nicht, denn dies macht den wenigsten Tigern Spaß. Wenn man aber mit der Katze z.B. auswandert, dann kommt man um dieses Gesetz nicht herum. Uns selber ging es mit unseren Katzen auch so. Aber, es wird einzig und allein die Impfung gegen Tollwut verlangt! Daher reicht es absolut, wenn Sie in so einem Fall die Katze nur gegen Tollwut impfen lassen, gegen nichts anderes. Genau so haben wir es vor unserer Auswanderung auch gehandhabt.

Verlangt werden Impfungen auch z.B. in Tierpensionen o.ä. Für sich aber kann ich nur von einer Tierpension, etc. abraten. Denn für eine Katze ist es immer das Beste, wenn sie während der Abwesenheit ihrer Menschen zu Hause in ihrer gewohnten Umgebung bleiben kann und ein lieber Mensch, den sie kennt und mag, kümmert sich dort um sie. Nebenbei, nicht selten ist die Katze nach einem Aufenthalt in einer Tierpension absolut verstört. Verständlich, denn sie weiß ja nicht, warum sie vorübergehend abgegeben wurde.

Geimpft werden auch immer Tiere im Tierschutz bzw. im Tierheim. Dies ist Usus, es ist gängige Praxis. Allerdings ist dies auch immer eine Sondersituation. Denn hier sind viele Tiere auf engem Raum zusammen, die Umstände sind nicht gerade schön bzw. glücklich, die Seele wird belastet, und im Fall der Fälle können sich Krankheiten hier sehr schnell verbreiten. Daher ist in dieser Ausnahmesituation auch aus meiner Sicht eine Impfung i.d.R. die bessere Wahl.

Ich selber lasse meine Katzen nicht impfen. Alle sind sie Freigänger. Und sie haben ein prima Immunsystem.

FLOH – UND ZECKENMITTEL

Jedes herkömmliche Floh- und Zeckenmittel bzw. Milbenmittel ist die pure Chemie, die den Körper unserer Katze stark belastet.

Daher kann ich nur raten, wenn Ihre Katze Flöhe hat, zuerst alles natürliche und naturheilkundliche zu versuchen, bevor Sie zu dieser „Chemiewaffe" greifen. I.d.R. hat die Natur sehr gute Möglichkeiten.

Und die eine oder andere Zecke gehört bei Freigängerkatzen einfach dazu. Sie sollten diese natürlich sanft entfernen.

Bei Flöhen können Sie Ihrer Katze Bierhefeflocken in ihr Feuchtfutter geben. Bei starkem Befall können Sie Ihre Katze mit einer frischen Knoblauchzehe abreiben. Auch das Abreiben mit frischen Fenchelblättern hat sich bewährt.

Ich selber reibe unsere Katze immer mit frischen Fenchelblättern ab, wenn sie sich auffällig viel jucken und kratzen – mit Erfolg. Reicht dies nicht, folgt die Knoblauchzehe, auch wenn dies nicht so lecker riecht wie Fenchel.

Haben sich die Flöhe sehr bei Ihnen verbreitet, dann können Sie unter ein Tuch der Lieblingsplätze Ihrer Katze direkt eine frische Knoblauchzehe legen.

All dies vertreibt diese Parasiten, denn sie mögen die Gerüche nicht.

Nur wenn all dies nicht reicht, würde ich zu einem herkömmlichen Flohmittel greifen.

Bei mehreren Katzen, die Flöhe haben, kann es durchaus sein, daß Sie nicht so einfach „Herr der Dinge" werden, weil die Flöhe praktisch immer wieder von der einen Katze zur anderen hüpfen. Versuchen Sie dennoch zuerst die Natur, und sonst ist hier schon ausnahmsweise die Chemie sinnvoll.

Auch hier werde ich in meinen Beratungen oft damit konfrontiert, daß eine Katze krank wurde, nachdem sie ein Flohmittel o.ä. erhalten hat. Meine Bemerkungen sind daher wirklich begründet.

Es gibt natürlich auch hier unterschiedliche Angebote. Aber auch bei Flohmitteln, wo der Katzenhalter meint, sie wären „sanfter", kann ich aus meinen Beratungen berichten, daß auch hier Reaktionen möglich sind. Erwähnen möchte ich hier einen epileptischen Anfall der Katze relativ direkt nach Erhalt so eines Flohmittels.

Ganz arg möchte ich vor allem Flohhalsbänder einstufen. Denn hier wird die Katze dauerhaft mit Chemie bombadiert. Dies kann leider ihr Immunsystem nur schwächen, sie ggf. gar krank machen. Der Gedankengang, die Dosis wäre hier dann ja geringer, da sie sich über einen langen Zeitraum verteilt, ist nur die eine Kehrseite. Die andere Kehrseite ist immer die dauerhafte Belastung.

Nebenbei ist ein Halsband nicht wirklich katzengerecht, und es besteht die Gefahr, daß die Freigängerkatze draußen hiermit hängen bleibt.

Es gibt im Handel auch natürliche Alternativen von Flohmitteln. Alle Mittel aber in dieser Hinsicht, die ich kenne, enthalten ätherische Öle. Und ätherische Öle sind Gift für unsere Katzen! Daher kann ich auch hiervon nur abraten, auch wenn es eigentlich natürliche Produkte sind. Wenn Sie im Handel ein Produkt auf Naturbasis gegen Flöhe/Zecken entdecken, dann lesen Sie sich bitte genau durch, was dort enthalten ist. Sind es ätherische Öle, „Finger weg"!

WURMKUREN

Hier gilt das Gleiche wie bei Floh- und Zeckenmitteln: Jede Wurmkur ist pure Chemie und belastet den Körper.

Mehr als erschreckend empfinde ich nach wie vor, daß die meisten Tierärzte regelmäßige Wurmkuren empfehlen und gerne erst einmal eine Wurmkur geben, für den Fall der Fälle, um ja alles abzudecken, ob erforderlich oder nicht, ob die Katze nun Würmer hat oder nicht.

Auch Würmer kann ein gutes Immunsystem i.d.R. gut von selber und alleine abwehren.

Hat Ihre Katze doch Würmer, möchte ich auch hier raten, daß Sie zuerst die Naturheilkunde versuchen. Nur wenn diese nicht reicht, würde ich zur herkömmlichen Wurmkur raten.

Ich selber handhabe es ebenfalls so. Und ich kann aus meinen Erfahrungen schreiben, daß ich bei allen erwachsenen Katzen i.d.R. die Würmer auf natürliche Weise ausleiten konnte; eine Wurmkur ist nur selten wirklich noch erforderlich.

Bei Katzenkindern aber verhält es sich oft anders. Hier ist das Immunsystem noch im Aufbau. Und hier schafft der Körper die Abwehr oft nicht von alleine, sodaß eine herkömmliche Wurmkur meist nicht zu vermeiden ist. Ich selber habe alle meine Katzenbabys zuerst mit der Naturheilkunde gegen Würmer behandelt, um sie zumindest stabil zu bekommen, das Immunsystem sich weiter aufbauen lassen, um Zeit zu gewinnen, damit das Kätzchen ein wenig größer und stärker ist, damit es dann später die chemische Wurmkur gut verträgt und verarbeiten kann.

Vorbeugend gegen Würmer haben sich Kokosflocken bewährt.

Würmer selber kann man versuchen, mit Kräutern auszuleiten, insbesondere mit italienischen Kräutern, wie Oregano, Basilikum,

Thymian, Majoran. Bewährt haben sich u.a. aber auch Petersilie, Zimt und Rosmarin.

Auch Papaya hilft gegen Würmer, ebenso Papayakerne und vor allem Kürbiskerne.

Ich selber unterstütze natürlich auch mit der Homöopathie, die ebenfalls die Würmer ausleiten kann.

Übrigens, eine Wurmkur hilft niemals vorsichtshalber! Es ist also purer Blödsinn, sorry, immer wieder und regelmäßig Wurmkuren zu geben. Hiermit wird die Katze nur belastet, ob sie Würmer hat oder nicht.

Eine Wurmkur tötet die Würmer im Körper, sie schützt aber nicht vorbeugend. Entsprechend kann es sein, daß Sie Ihrer Katze heute eine Wurmkur geben, und ein paar Tage danach bekommt sie Würmer, weil sie Tage danach eine Maus mit Wurmbefall gefressen hat.

Von der pauschalen Empfehlung, regelmäßig Wurmkuren zu geben, kann ich daher nur dringend abraten. Dies belastet Ihre Katze, mehr aber nicht.

Hat Ihre Katze Würmer bzw. haben Sie diesen Verdacht, so können Sie zum einen dem Tierarzt eine Kotprobe zur entsprechenden Untersuchung geben.

Zum anderen bemerken Sie es i.d.R., wenn Ihre Katze Würmer hat. Das Auffälligste ist meistens, daß die Katze sehr viel frißt, dennoch aber nicht zunimmt. Nicht selten neigen Katzen mit Würmern auch zu offensichtlichem Durchfall.

Erwachsene Katzen neigen i.d.R. zu Bandwürmern. Hier findet der aufmerksame Mensch meistens den eine oder anderen Wurm, am After der Katze. Bandwürmer sehen aus wie kleine Nudeln. Sie sind ca. 1 cm lang. Das ist jeweils ein Bandwurmglied.

Katzenkinder neigen eher zu Spulwürmern. Diese werden oft von dem Katzenkind erbrochen; Sie können sie also nicht übersehen. Spulwürmer sind mehrere cm lang und ringeln sich. Erwachsene Katzen werden i.d.R. immun gegen Spulwürmer.

Dann gibt es noch die Lungenwürmer. In Nordeuropa wird man diese kaum antreffen, denn sie brauchen einen Zwischenwirt, der im Norden die Schnecke ist. Und kaum eine Katze frißt eine Schnecke. In Südeuropa und anderen wärmeren Ländern aber ist der Zwischenwirt die Eidechse. Und unsere Katzen fressen lieder die kleinen Eidechsen. Beim Lungenwurm hustet die Katze auf eine ganz bestimmte Weise, denn die Würmer sind im Rachen und reizen die Katze dort. Nicht jeder Husten aber deutet auf Lungenwürmer hin...! Der Husten hier ist oft so, daß die Katze praktisch anfallsweise am ganzen Körper geschüttelt wird. Und dann ist erst einmal wieder gut.

Erwähnen möchte ich hier auch den Herzwurm, der bei Katzen aber sehr selten ist, eher Hunde befällt, in mediterranen Regionen. Er wird über eine infizierte Mücke einer bestimmten Mückenart übertragen.

Da die Katze fast immer auffällig viel frißt, mehr als normal, dennoch aber nicht zunimmt, wenn sie Würmer hat, können Sie i.d.R. Immer rechtzeitig etwas unternehmen.

Denn es ist daher nicht zu übersehen, daß etwas „nicht stimmt", wenn Sie ein wenig aufmerksam sind. Und dann können Sie immer noch etwas unternehmen. Und bitte kein Grund zur Panik; wenn es Ihrer Katze sonst gut geht, reicht es vollkommen, wenn Sie dann etwas tun, um die Würmer auszuleiten.

MEDIKAMENTE

Natürlich sind manchmal Medikamente vom Tierarzt notwendig und erforderlich.

Aber jedes Medikament muß immer auch helfen.

Wenn Ihre Katze ein Medikament bekommt, dieses ihr aber gar nicht hilft, dann macht es keinen Sinn, daß sie es weiter bekommt. Es hilft nicht, es belastet den Körper aber, und dies völlig unnötig.

Grundsätzlich belastet jedes Medikament natürlich immer auch den Körper und die Organe. Jedes Medikament schwächt das Immunsystem. Und jedes Medikament hat mögliche Nebenwirkungen.

Wenn Ihre Katze ein Medikament bekommt, lesen Sie sich bitte immer genau den Beipackzettel durch, insbesondere die Nebenwirkungen. Wenn Sie den Beipackzettel nicht mitbekommen haben, recherchieren Sie danach im Internet.

Oft, wenn nicht gar fast immer, gibt es auch gute naturheilkundliche Alternativen zu herkömmlichen Medikamenten, insbesondere in der Homöopathie. Hier sollten Sie sich am besten an einen fachkundigen Tierhomöopathen wenden.

Leider scheint es manchen Tierärzten nicht so bewußt, daß jedes Medikament auch Nebenwirkungen hat und den Körper belastet. Denn wer kennt es nicht, wird dem Tierarzt eine kranke Katze vorgestellt, bekommt sie fast schon standardmäßig erst einmal Antibiotika und am besten vorsichtshalber auch gleich eine Wurmkur.

Helfen die Antibiotika nicht, dann geht der Tierarzt oft zum Cortison über oder weiteren Medikamenten. Hilft all dies nicht, gilt die Katze schulmedizinisch als austherapiert. Geben Sie sich hiermit niemals ab! Es gibt sie fast immer, die Alternativen, die die Schulmedizin nicht kennt.

Schlimm wird es, wenn durch die Medikamente neue Beschwerden ausgelöst werden, also ein Medikament zwar ggf. das eine Symptom unterdrückt, das Medikament aber den Körper so belastet, daß die Katze ein neues Symptom bekommt. Und nun kommt man in den „schulmedizinischen Kreislauf", denn nun folgt ein weiteres Medikament gegen das neue Symptom, usw. Ein Medikament folgt auf das nächste, weil das Medikament selber die Beschwerden ausgelöst hat.

Der eine oder andere wird auch schon erlebt haben, daß die Katze ein Medikament gegen bestimmte Beschwerden erhält und gleich damit sofort auch ein weiteres Medikament gegen Folgesymptome, wie z.B. Übelkeit; denn das erste Medikament führt i.d.R. zur Übelkeit.

Jedes Medikament unterdrückt immer nur die Symptome, geht aber nicht an die Ursache. Und daher ist es oft so, daß die Beschwerden wieder auftreten, wenn die Katze das Medikament nicht mehr bekommt. Dies ist fast immer so bei chronischen Beschwerden.

Bei akuten Symptomen helfen Medikamente oft. Denn sie werden nur einmalig bzw. kurz gegeben. Chronische Beschwerden, die schon länger bestehen, sprechen jedoch dafür, daß das Immunsystem gesamt geschwächt ist, die Katze gesamt nicht im Gleichgewicht ist. Hier bekommen die kleinen Tiger dann oft längerfristig Medikamente, die den Körper eben immer auch zusätzlich belasten. Sobald das Medikament seine Wirkung verliert bzw. nicht mehr gegeben wird, treten die Beschwerden erneut auf.

Typisch ist dies u.a. bei chronischem Katzenschnupfen. Die Katze bekommt Antibiotika, es geht ihr erst einmal augenscheinlich besser. Sobald sie aber keine Antibiotika mehr bekommt bzw. das Depot nicht mehr im Körper ist, treten die Schnupfensymptome erneut auf.

Ebenfalls ein „Klassiker" in dieser Hinsicht ist die chronische Zahnfleischentzündung, die in der Schulmedizin meistens mit Cortison behandelt wird, oder gleich mit Cortison und Antibiotika zusammen. Hier verhält es sich genauso wie oben beim Katzenschnupfen. Die Katze bekommt Cortison, es geht ihr besser, die Symptome werden unterdrückt. Sobald sie aber kein Cortison mehr bekommt bzw. das Depot nicht mehr im Körper ist, wird sie wieder die Zahnfleischentzündung bekommen.

Durch diese dauerhafte Medikamentenbelastung aber wird der Körper, werden die Organe langfristig so belastet, daß Folgebeschwerden leider fast schon zu erwarten sind, wie insbesondere ein Nierenproblem, Leberbeschwerden, Diabetes, Beschwerden der Bauchspeicheldrüse.

Es gibt aber Alternativen! Wenden Sie sich an einen guten, kompetenten, fachkundigen Tierheilpraktiker bzw. Tierhomöopathen. Es sollte im Sinne der Gesundheit Ihrer Katze zumindest immer einen Versuch wert sein.

Von meinen eigenen Erfahrungen her und in den Beratungen kann ich definitiv bestätigen, daß Medikamente dann zu Erfolg führen können und meistens keine Nebenwirkungen zeigen, wenn es sich bei der Katze um ein akutes, direktes Symptom handelt. So mögen Antibiotika z.B. gut und sofort helfen bei einem Biß, der zu einem Phlegmon (eitrige Entzündung des Gewebes) geführt hat, bei einem akuten leichten Infekt, etc.

Bei allen chronischen Beschwerden aber werden die Symptome stets nur unterdrückt, solange die Katze die Medikamente bekommt. Die Beschwerden treten sofort wieder auf, wenn sie diese Medikamente nicht mehr erhält.

Die Naturheilkunde hat hier ganz andere Möglichkeiten. Denn sie kann gesamt und ganzheitlich helfen und heilen, weil sie den Körper gesamt unterstützt, das Immunsystem stärkt, die Katze wieder ins

Gleichgewicht bringt, etc. Und sie belastet nicht, sie schadet nicht, sie hat keine Nebenwirkungen.

In meinen Beratungen werden mir auch oft Katzen vorgestellt, die unzählige verschiedene Medikamente erhalten. Geht es der Katze dann nach und nach schlechter, trotz all dieser Medikamente, kommt die Schulmedizin also nicht weiter, dann werde ich kontaktiert. Ich sehe mir alles genau an und schätze ein, was die eigentliche Ursache von allem ist. Dann sehe ich oft, welches Medikament zu neuen Beschwerden geführt hat, also eine weitere Ursache ist, warum es der Katze zusätzlich schlecht geht. Ich versuche, diesen Medikamentenkreislauf zu durchbrechen. Natürlich wird die Katze gezielt weiter unterstützt, vorrangig durch die Homöopathie.

Nicht selten ist es in solchen „Fällen" so, daß alleine durch das Weglassen des einen Medikamentes, das ich als Auslöser für weitere Beschwerden einschätze, es der Katze sofort besser geht. Dies ist oft zu erkennen, wenn keine Organe unterstützt werden müssen bzw. alternativ homöopathisch unterstützt werden und es der Katze offensichtlich relativ direkt nach den ersten Medikamentengaben schlechter ging.

Wann immer Ihre Katze Medikamente bekommt und neue Symptome auftreten oder es ihr dennoch nicht besser geht oder gar schlechter, besprechen Sie dies bitte mit Ihrem Tierarzt, lesen Sie die Beipackzettel, wenden Sie sich ggf. an einen fachkundigen Homöopathen o.ä.

Man sollte sich immer bewußt machen, daß Dauermedikamentengaben den Körper und die Organe auch dauerhaft belasten. Diese Belastung führt dazu, daß die Katze gar keine Chance mehr hat, langfristig gesund zu werden. Ihr Immunsystem hat keine Chance, wirklich zu arbeiten. Denn Immunsystem, Körper und Organe müssen ja erst einmal mit all den Fremdstoffen, den Medikamenten, zusätzlich fertig werden. Damit sind sie so ausgelastet, daß Sie die Basis, ihre eigentliche Aufgabe, gar nicht mehr schaffen. Die Selbstheilungskräfte können gar nicht mehr aktiviert werden, denn der Körper ist mit weitaus anderem bzw. mehr beschäftigt. Das Immunsystem kann sich nicht mehr eigens stärken, denn es arbeitet schon gegen all die Fremdstoffe genügend gegen an.

Ganz traurig ist es, wenn Medikamente neue Beschwerden auslösen und dies nicht erkannt wird. Denn hier schreitet alles dann weiter fort, der Körper wird kränker und kränker, denn die auslösende Ursache, das ursprüngliche Medikament, wird ja immer weiter gegeben.

VIEL HILFT NICHT VIEL

Nicht selten wenden sich die Katzenhalter an mich, wenn sie sehr verzweifelt sind, wenn ihre Katze schon länger krank ist, die Schulmedizin „alles" versucht hat, nichts bzw. kaum etwas hilft, die Schulmedizin nicht mehr weiter weiß, es der Katze trotz aller Behandlungen nicht wirklich besser geht.

Dann mache ich eine umfangreiche und individuelle Anamnese, betrachte alles im Detail, sehe mir die Ursachen an, die Ernährung, die Belastungen, das Leben der Katze, die bisherigen und aktuellen Medikamente, wirklich alles.

Anschließend empfehle ich im Detail, alles betrachtend, gehe auf die Ernährung ein, empfehle gezielt homöopathische Mittel, kläre über die Medikamente auf, etc.

Mancher Katzenhalter informiert dann hierüber den Tierarzt, der durchaus oft froh ist, daß weitere Hilfe für die Katze geboten wird, daß es weitere Möglichkeiten und Chancen gibt.

Nun liegen dem Tierhalter natürlich zwei unterschiedliche Meinungen und Empfehlungen vor.

Und oft erfahre ich dann von der Einschätzung des Tierarztes, der tatsächlich rät, der Katze einfach alles zu geben, seine Mittel und Medikamente und meine homöopathischen und naturheilkundlichen Mittel. Frei nach dem Motto „Viel hilft viel".

Doch das kann und wird niemals der Fall sein!

Hier erhält die Katze dann diverse Medikamente, die den Körper und die Organe immer auch belasten, vielleicht schon neue Symptome/Beschwerden ausgelöst haben. Oft empfiehlt der Tierarzt auch homöopathische Komplexmittel, nicht selten gar mehrere. Komplexmittel bestehen aus diversen homöopathischen Einzelmitteln; sie sind praktisch ein homöopathischer Cocktail.

Komplexmittel wurden meiner Einschätzung nach erfunden, damit auch der Laie die Homöopathie versuchen kann. Bei einer Entzündung als Beispiel gibt man ein Komplexmittel, das diverse homöopathische Mittel enthält, die auch nur annähernd mit einer Entzündung zu tun haben. Dies in der Hoffnung, daß das eine oder andere Mittel mit dabei ist, das tatsächlich angezeigt ist.

Die Homöopathie aber kann nur dann helfen, wenn das bzw. die Mittel gegeben werden, die tatsächlich erforderlich, angezeigt und somit sinnvoll sind. Alles andere ist Ballast. Da die Homöopathie aber mit Informationen arbeitet, wird der Körper so praktisch mit Informationen überschüttet. Ferner können sich homöopathische Mittel untereinander beeinflussen, stören und auch aufheben.

Und es kann absolut sein, was gar nicht selten der Fall ist, daß die Katze diesen „homöopathischen Cocktail" mittels Komplexmittel erhält, aber die Mittel, die tatsächlich angezeigt und sinnvoll wären, dort gar nicht enthalten sind.

Es macht daher überhaupt keinen Sinn, die Katze mit Medikamenten und einer Vielzahl von homöopathischen Mitteln vollzuschütten. Nur die wirklich gezielte Unterstützung und Behandlung wird und kann zum Erfolg führen.

Viel hilft niemals viel. Nicht selten ist mehr auch weniger, bei Medikamenten, in der Homöopathie und für sich. Wichtig ist einzig, daß das Richtige gegeben wird. Hier sollten Sie sich immer an fachkundige Menschen wenden, sowohl in der Schulmedizin als auch der Alternativmedizin. Schließlich aber erkennen Sie selber, wenn Sie gut beobachten und aufmerksam sind, was Ihrer Katze hilft und was nicht. Denn wenn ihr etwas hilft, wird es ihr besser gehen, nach und nach und hoffentlich langfristig.

NICHT ANGEZEIGTE MEDIKAMENTENGABEN

Geht es der Katze leider schlecht und bekommt sie hierauf vom Tierarzt ein Medikament, es geht ihr dadurch besser, ist dies natürlich immer erst einmal gut und richtig.

Doch immer wieder kommt es leider auch vor, ich erhalte hier ausreichend Berichte von meinen „Katzenkunden", daß Medikamente vom Tierarzt gegeben werden, die gar nicht angezeigt sind. Dies ist natürlich insofern fatal, weil die Medikamente zum einen gar nicht helfen können, zum anderen aber belasten sie natürlich den Körper.

Die prophylaktische Wurmkur ist der Klassiker hier schlechthin. Die Katze bekommt vorsichtshalber erst einmal eine Wurmkur, ob sie nun Würmer hat oder nicht.

Wir kennen es leider fast alle, der fast immer erste Griff des Tierarztes geht zu Antibiotika.

Gerade vor kurzem hatte ich eine Anfrage erhalten, wo die Katze seit einiger Zeit täglich erbrach. Der Gang zum Tierarzt führte zur Empfehlung eines Spezialfutters und zu Cortison, das diese Katze ihr Leben lang erhalten sollte, lt. diesem Tierarzt. Und dies, ohne daß der Tierarzt auch nur annähernd nach der möglichen Ursache für das Erbrechen gefragt bzw. geforscht hatte.

Da die Katzenhalterin hiermit verständlicherweise nicht einverstanden war, sie skeptisch war, wandte sie sich an mich. Meine erste Frage war natürlich, was denn als mögliche Ursache in Frage kommen könnte. Der Halterin fiel relativ sofort ein, daß die Katze, seitdem sie erbrach, ein anderes, neues Futter bekam. Sie ließ dieses Futter weg, gab ein anderes, und die Katze erbrach sofort nicht mehr.

Entsprechend war hier nicht einmal mehr meine gezielte weitere Beratung bzw. Unterstützung erforderlich, die Ursache war gefunden, das Problem gelöst.

Es ist leider tatsächlich so, daß Sie selber alles überdenken sollten, nicht blind vertrauen dürfen; fragen Sie Ihren Tierarzt, besprechen Sie alles mit ihm, hinterfragen Sie ggf. die Medikamentengaben, etc. Ein guter Tierarzt wird hier immer ein offenes Ohr haben und sich diese Zeit nehmen, nehmen müssen.

WENN MEDIKAMENTE KRANKHEITEN AUSLÖSEN

Wie ich schon deutlich geschrieben habe, kann es leider sein, daß ein Medikament ein neues Symptom verursacht. Doch es kann sogar soweit kommen, daß ein Medikament eine Krankheit für sich auslöst.

Werden diese Zusammenhänge erkannt, das auslösende Medikament abgesetzt bzw. ersetzt, besteht eine Chance, daß alles wieder gut wird, wenn die Beschwerden noch nicht zu weit fortgeschritten sind.

Doch wird die auslösende Ursache, also das Medikament, nicht erkannt, kann es fatale Folgen haben. Denn dann bleibt die Ursache, es gibt keine Chance, daß die Katze wieder gesund werden kann.

Leider kann ich genau diese Zusammenhänge in meinen Beratungen und aus meinen Erfahrungen, was mir die Katzenhalter berichten, immer wieder deutlich sehen. Viele meiner Beratungen wären nicht erforderlich, würde mit Medikamenten bewußter und vorsichtiger vom Tierarzt umgegangen werden.

So z.B. bekam eine Katze Cortison. Diese Cortisongaben lösten bei ihr Diabetes aus.

Dauerhafte Cortison- und Antibiotikagaben führten bei einem Kater zu einem Problem der Bauchspeicheldrüse.

Ein Flohmittel führte bei einer weiteren Katze zu einem epileptischen Anfall.

Eine weitere Katze erhielt über einen längeren Zeitraum so viele Medikamente, daß die Leber- und Nierenwerte hierdurch stark erhöht wurden.

Und Antibiotika lösten bei einer Katze einen Pilz aus, der nicht als dieser erkannt wurde. Die Katze bekam weiter Antibiotika. Da dies nicht ausreichte, erhielt sie Cortison. Das Cortison ließ den Pilz richtig aufblühen, was sich in einem Abszeß äußerte. Der Abszeß bildete sich immer wieder; mit Verdacht auf Krebs, was sich als falsch herausstellte, wurde diese Katze operiert. Sie bekam weiter Antibiotika, auch Schmerzmitel, etc. Als der Pilz endlich diagnostiziert wurde, war es leider schon zu spät. Diese dauerhaften Antibiotikagaben ohne Hinterfragen, ohne Nachdenken, ohne

Überprüfung, waren der Grund dafür, daß der Pilz sich weiter und weiter im Körper verbreitete, bis dieser kleiner Körper, diese Katze, leider einfach nicht mehr konnte.

GIFTE

Es gibt so einiges, was für unsere Katzen giftig sein kann, was man vielleicht gar nicht bedenkt, gar nicht weiß.

ZIGARETTEN

Rauchen Sie? Nun, daß Rauchen nicht gesund ist, wissen wir hoffentlich alle. Und Ihre Kinder schützen Sie hoffentlich auch vor Zigarettenqualm. Und Ihre Katzen? Der Rauch belastet unsere Katzen auch! Und zwar wie Kinder, so klein wie unsere Tiger sind.

Also, bitte nie drinnen rauchen, wo Ihre Katzen sich aufhalten, wenn Ihnen die Gesundheit Ihrer Katze lieb ist. Rauchen Sie am besten nur draußen. Gut, am besten gar nicht rauchen…, aber das ist ein anderes Thema. Gehen Sie auf die Terrasse, auf den Balkon. Haben Sie keinen Balkon, dann sollten Sie nur am weit geöffneten Fenster rauchen. Oder in einem Raum, den die Katze nicht betrit, mit geschlossener Tür; auch hier aber gut lüften, denn keine Tür ist wirklich luftdicht verschlossen.

ÄTHERISCHE ÖLE

Ätherische Öle als Raumduft sind so schön, sie riechen gut, sie entspannen, sie tun gut. Sie lieben das, und so denken Sie, es wird auch Ihrer Katze gut tun. Weit gefehlt! Ätherische Öle sind Gift für unsere Katzen! So leid es mir tut, Sie müssen auf Ihre geliebten ätherischen Öle verzichten, wenn Sie mit Katzen leben.

Ein lieber Freund von mir lebte mit Katzen, und auch er war Fan von ätherischen Ölen, die er zu gerne als Raumduft verwendete. Alle seine Katzen zeigten Krankheitsanzeichen: schlechtes Fell, Erbrechen, schlechtes Allgemeinbefinden, etc. Er ließ seine ätherischen Öle weg – und den Katzen ging es sofort wieder gut.

REINIGER

Nun ein kleines Wort zur „deutschen Reinlichkeit". Das ist natürlich toll, aber es wird auch leider oft so übertrieben, nicht selten durch die Werbung herbeigeführt, daß die neuesten und teuersten Putzmittel Alltag sind im deutschen Haushalt. Übersetzt aber heißt das, wenn Sie mit aggressiven Reinigern arbeiten, benutzen Sie heftige Chemie in Ihrem gesamten Haushalt. Ganz schlimm ist das „Desinfizieren"… Diese Chemie mag zwar alles steril reinigen, aber Sie alle, und so natürlich auch Ihre Katzen (und Ihre Kinder!) kommen somit täglich zu hauf mit Chemie in Berührung. Auch das kann krank machen! Benutzen Sie lieber natürliche Reiniger…, es gibt genügend sanfte Alternativen im Handel. Und der einfache Essig mit Wasser verdünnt tut es oft auch…

PESTIZIDE

Bei Freigängerkatzen in ländlichen Bereichen bzw. Anbaugebieten muß man leider auch genau beobachten, was draußen so verwendet wird. Wenn draußen mit Pestiziden, etc. gesprüht wird, dann kann auch dies für unsere Katzen gefährlich werden. Denn unsere Katzen streunern draußen herum, gehen an den Sträuchern und Büschen mit ihrem Fell vorbei, sodaß so die Pestizide in ihr Fell kommen. Die Katze putzt sich – und nimmt so die Gifte in ihren Körper auf. Ebenso kann es sein, daß die Katze draußen Wasser trinkt, das Pestizide o.ä. enthält.

Hier bei uns auf Teneriffa werden Anbaupflanzen und -bäume leider sowohl mit Pestiziden, etc. also auch mit Übermengen an Sulfur behandelt. Alleine durch all das Sulfur sind ganze Weinrebenfelder hier gelb... Nach meiner ersten Verzweiflung hier, als unsere Katzen hierdurch krank wurden, habe ich inzwischen die Maßnahme ergriffen, wenn gesprüht wurde, daß ich meine Katzen, wenn sie von einem Ausflug zurück kommen, mehrmals täglich mit einem nassen Tuch abwische, mit einem zweiten Tuch dann abtrockne. So kann ich i.d.R. zum Glück das Schlimmste vermeiden. Werden direkt gerade die Nebenfelder besprüht, versuche ich, in dieser Zeit die Katzen drinnen zu halten, soweit möglich. Und ich habe sämtliche homöopathischen Mittel für den „Vergiftungsfall" parat – und eine gute Tierärztin in der Nähe.

SONSTIGES GIFTIGES

Weiterhin giftig bzw. ungesund für unsere Katzen sind:

- Alkohol und alkoholhaltige Produkte
- Aspirin
- Ätherische Öle
- Avocado (einige Sorten)

- Chemische Reiniger
- Erdnüsse
- Jodhaltige Produkte
- Kaffee
- Kosmetika
- Medikamente (die die Katze nicht braucht bzw. für Menschen sind)
- Mottenkugeln u.ä.
- Muskatnuß
- Phosphorhaltige Substanzen
- Rizinusöl
- Säuren
- Schokolade
- Schweinefleisch
- Tabak
- Tomaten
- Zierpflanzen (nicht alle natürlich)

GIFTIGE ZIERPFLANZEN

Für unsere Katzen giftige Zierpflanzen sind u.a.:

- Alpenveilchen
- Anemonen
- Azaleen
- Chrysanthemen
- Clematis
- Edelweiß
- Efeu
- Farne
- Fingerhut
- Geranien
- Hortensien
- Kakteen
- Krokus
- Löwenzahn
- Lupinen
- Maiglöckchen
- Narzissen
- Nelken

- Orchideen
- Primeln
- Rhododendron
- Schneeglöckchen
- Tabakpflanzen
- Tollkirschen
- Tomatenpflanzen
- Tulpen
- Usambaraveilchen
- Wacholder
- Weihnachtsstern

Nun müssen Sie aber natürlich nicht auf all diese Pflanzen in Ihrem Garten verzichten. Nur dann, wenn Ihre Katze tatsächlich an einer giftigen Katze knabbert, Sie sie dabei erwischen, dann sollten Sie die Pflanze aus dem Bereich Ihrer Katze entfernen.

I.d.R. aber gehen unsere Katzen gar nicht erst an Pflanzen, die nicht gut für sie sind. Denn meistens sind die Tiger sehr intuitiv; sie wissen, was ihnen gut tut und was nicht.

Ich selber habe so einige dieser Pflanzen in meinem Garten. Und wenn meine Katzen draußen an etwas knabbern, dann i.d.R. an etwas, von dem sie spüren, daß ihr Körper es braucht, wie Gras, Kräuter, etc. Unsere Bonny geht z.B. gerne an die Blätter der Brombeerbüsche...

SEELISCHE BELASTUNGEN

Und wenn Sie den stärksten und dominantesten Kater der Welt haben, seien Sie sicher, auch in ihm steckt eine feinfühlige und empfindsame Katzenseele.

Unsere Katzen spüren und fühlen unsere Gedanken und Emotionen. Unsere Katzen leben mit uns und sind so durchaus selbstverständlich auch auf uns Menschen angewiesen. Und wenn wir Menschen etwas falsch machen, sei es bewußt oder auch unbewußt, dies kann an der Seele unsere Katze nagen.

Nur dann, wenn die Katze wirklich glücklich und zufrieden ist, im Einklang mit Ihnen lebt, an Ihrem Leben teilhaben darf, Sie die Natur der Katze kennen und berücksichtigen, sie artgerecht lebt, Sie ihr Freiheit geben und gleichzeitig ein Zuhause und Schutz, nur dann wird Ihre Katze wirklich glücklich und zufrieden sein und bleiben. Und nur so gewähren Sie auch diese Basis für Glück und Gesundheit Ihres Tigers.

Natürlich ist nicht immer alles perfekt, natürlich ist das Leben immer auch das Leben, natürlich kann es auch einmal unerwünschte Situationen geben, Streß, Verluste. Dies gilt für unsere Katzen genauso wie für uns Menschen. Doch wie Sie selber damit umgehen, mit Ihrer Katze zusammen damit umgehen, davon hängt es ab, ob Sie problemlos mit Ihrer Katze durch die Hochs und Tiefs des Lebens gehen, oder eben das Gegenteil bewirken und erreichen, Ihre Katze an den Umständen und Veränderungen leidet.

EMPFINDSAME KATZENSEELE

Unsere kleinen Stubentiger haben eine ganz sensible, empfindliche Katzenseele. Natürlich ist auch dies von Katze zu Katze unterschiedlich, aber meistens spürt und fühlt die Katze doch mehr, als man oft denkt.

„Wenn die Seele weint, äußert sich dies oft in körperlichen Beschwerden"; diesen Spruch schreibe ich oft in meinen Beratungen. Denn nicht selten kann ich erkennen, daß die Katze körperlich krank wurde, weil ihre Seele krank ist. Der Körper sucht sich für die Krankheit dann seine ganz persönliche Schwachstelle, die Stelle, wo die Katze körperlich am empfindlichsten ist, oft schon früher Anfälligkeiten bzw. Beschwerden hatte.

Dieser seelische Kummer kann für uns Menschen offensichtlich sein, wenn die Katze sichtbar trauert oder überall sucht, z.B. dann, wenn die Katze einen lieben Freund verloren hat, Tier oder Mensch. Es ist aber auch gut möglich, daß die Katze uns ihren Kummer gar nicht so zeigt, daß wir denken, es wäre alles o.k., insgeheim aber ist Ihr Tiger sehr, sehr verletzt.

Sie können vielleicht meinen, daß es Ihrer Katze ja gut geht, auch wenn leider eine andere Katze verstorben ist, denn so gut verstanden die zwei sich ja leider nicht. Insgeheim aber fehlt Ihrem Tiger die andere Katze aber doch, denn sie ist ja nicht mehr da, kommt nicht wieder; und Ihre Katze weiß dies.

Genauso aber ist es möglich, daß für Sie selber alles gut scheint; Sie meinen, Ihrer Katze ginge es prima, in Wahrheit aber ist dies gar nicht der Fall. Dies, weil Sie es nicht wissen, nicht ahnen, etc. So haben Sie vielleicht einen neuen Partner, Ihre Katze kommt damit anscheinend zurecht, in Wahrheit aber ist Ihre Katze traurig, eifersüchtig, denn sie muß nun teilen, was vorher ja nicht der Fall war.

Daher gilt, versuchen Sie immer, sich in Ihre Katze hinein zu versetzen. Sie selber kennen Ihren kleinen Tiger am besten. Was geht in ihm vor? Beobachten Sie, fühlen Sie ab. Dann können Sie am besten erahnen, was in Ihrer Katze wirklich vorgeht.

STRESS

Natürlich können auch unsere Katzen gestreßt sein, so wie wir Menschen. Aber auch hier ist wieder jede Katze anders. Was für die eine Streß bedeutet, mag für die andere der pure Spaß sein. So z.B. mag die eine Katze die neue Katze nicht, die andere freut sich riesig über den neuen Spielkameraden.

Die eine Katze braucht einfach nur ihre Ruhe, jeder Besuch bedeutet für sie Streß, die andere liebt den Trubel und begrüßt jede Kinderschar überschwenglich.

Entsprechend ist es an Ihnen, denn Sie alleine kennen Ihre Katze auch in dieser Hinsicht natürlich am besten. Wenn Sie merken, daß Ihre Katze gestreßt ist, dann müssen Sie ihr entweder den Streß nehmen bzw. ihn reduzieren, und/oder sie nach und nach, in kleinen Schritten, an diesen Streß gewöhnen, sodaß sie besser damit zurecht kommt.

Streßauslöser gibt es natürlich mehrere. Die Katze kann sich gestreßt fühlen, weil sie mit anderen Katzen nicht so zurecht kommt, weil es eine größere Veränderung gab, weil im Haushalt selber zu viel Lärm und Hektik ist, weil der Mensch selber gestreßt ist, etc.

PROBLEME MIT ANDEREN KATZEN IM HAUSHALT

Bei mehreren Katzen in einem Haushalt kann es natürlich auch Probleme geben, die zu Streß führen bei der einen oder anderen Katze.

Hier sollten Sie versuchen, sich für die Katzen aufzuteilen, für alle gleich und gleichzeitig da zu sein. Behandeln Sie alle gleich, kümmern Sie sich um alle gleich. Sind Sie mehrere Menschen, können Sie sich prima für die Katzen entsprechend aufteilen.

Die Katzen sollten sich immer so verstehen, daß es für alle gut ist, daß niemand wirklich leidet. Ist dies nicht der Fall, sollten Sie gezielt und dennoch spielerisch unterstützen.

Oft ist alleine der Freigang der Katzen, wenn Ihre Umgebung dies zuläßt, hilfreich, wenn es Probleme unter Katzen gibt. Denn so können sich die Tiger zum einen auch immer wieder aus dem Weg gehen, zum anderen haben sie Beschäftigung, sind ausgelastet und abgelenkt.

Versuchen Sie immer wieder, mit allen Katzen gleichzeitig zu spielen, ihnen gemeinsam Futter zu geben, wenn alle entspannt sind mit ihnen gleichzeitig zu schmusen – je nach Situation. Denn wenn die Katzen abgelenkt sind, sind sie beschäftigt, die Situation unter den Katzen bleibt i.d.R. entspannt. Und je mehr harmonische Situationen unter den Katzen herrschen, umso eher werden sie zusammen finden.

Ist eine Katze bei Streit unter den Tigern immer unterlegen und leidet sie hierunter, sollten Sie dieser Katze durch Ihre eigene Ausstrahlung und Ihre Worte und Gesten mehr Selbstbewußtsein geben. Machen Sie ihr Mut, sich zu wehren, nicht alles hinzunehmen. Denn wenn die unterlegene Katze nicht mehr unterlegen ist, sich nicht alles gefallen läßt, sich wehrt, dann macht es der dominanten Katze meistens gar keinen Spaß mehr, die andere zu ärgern.

Verhält sich eine der Katzen dagegen sehr dominant bis aggressiv, sollten Sie diese Katze, soweit möglich, immer gut beobachten. Sobald Sie auch nur erahnen, daß diese Katze sich unentspannt verhält oder verhalten wird, sollten Sie sofort „übernehmen" und diese Katze ablenken, beschäftigen, mit ihr spielen, ihr Futter geben, mit ihr raus gehen, je nach Situation. Hierbei erhöhen Sie spielerisch den Abstand unter den Katzen.

Oft ist es auch so, daß die „aggressive" Katze einfach nicht ausgelastet ist. Daher sucht sie Beschäftigung, und dies kann sich im Ärgern einer anderen Katze äußern. Entsprechend hilft auch hier der Freigang, oder aber, Sie dürfen ganz viel mit dieser Katze spielen, damit sie hierdurch ausgelasteter ist und die andere Katze mehr in Ruhe läßt.

STREIT MIT FREMDEN KATZEN DRAUSSEN

Auch dies kann natürlich vorkommen, daß Ihre Katze gestreßt ist, weil sie mit anderen Katzen draußen nicht zurecht kommt.

Meistens ist es so, daß die Katzen sich draußen alleine untereinander einigen. Sie klären die Rangordnung, teilen die Reviere auf. Ist dies einmal geklärt, bleibt die Situation i.d.R. entspannt, weil sich die Tiger geeinigt haben.

Dennoch aber kann es sein, daß Ihre Katze doch immer einmal wieder von fremden Katzen „belästigt" wird. Meistens ist dies dann der Fall, wenn die Katze sich draußen nicht so wehren kann, wie sie möchte. Ist Ihre Katze hier unterlegen oder hat sie gar Angst, dann müssen Sie ihr hier Selbstbewußtsein und Selbstvertrauen geben, durch Ihre Worte, Ihre Ausstrahlung. Machen Sie Ihrer Katze Mut, sich zu wehren, ihr Revier zu verteidigen.

Natürlich sollen die Katzen sich nicht so streiten, daß es Verletzungen geben könnte. Hier sollten Sie dann schon einschreiten und ein lautes Geräusch machen, sodaß die Katzen voneinander ablassen, die fremde Katze geht.

Wenn Sie Ihre eigene Katze draußen aber wieder und wieder beschützen vor anderen Katzen, dann wird sich die Situation nie ändern. Denn die fremde Katze wird immer wieder kommen, wenn sie meint, daß Sie nicht da sind. Es muß Ihre Katze alleine schaffen, der anderen klar zu machen, daß hier ihr Revier ist, sie dies verteidigt. Und darum sollten Sie Ihre Katze darin bestärken.

Ebenso aber kann es gut sein, daß die Katzen Freunde werden oder werden können. Wenn die fremde Katze sich also lieb und friedlich verhält, dann sagen Sie dies Ihrer Katze. Reden Sie mit beiden, daß alles gut ist. Sie können z.B. auch beiden draußen ein Leckerlie geben, das schweißt ein wenig zusammen.

Denn wenn die Katzen Freunde werden, dann ist dies natürlich auch eine Einigung, die für alle gut ist, sodaß der Streßfaktor nicht mehr vorhanden ist.

LÄRM

Es gibt durchaus Katzen, die Trubel lieben. Sind finden es toll, wenn „etwas los ist", sind immer dabei, mittenmang. Doch diese Katzen sind eher die Ausnahme.

Die meisten Katzen lieben durchaus gerade auch ihre Ruhe. Daher ist es wichtig, daß Ihre Katze immer einen Rückzugsplatz hat, wenn sie ihre Ruhe haben möchte. Sei dies einfach so, oder weil Sie z.B. gerade Besuch haben oder gar eine Party geben. Hat sie diese Rückzugsmöglichkeit, hat Ihre Katze immer die Wahl, ob sie dabei sein möchte oder sich lieber „verzieht".

Mancher Freigänger zieht es von Natur aus vor, bei Lärm und viel Besuch so lange draußen zu bleiben, bis „die Luft wieder rein ist". Dies ist völlig o.k., wenn Ihre Party auch irgendwann einmal vorbei ist.

Nun gibt es natürlich auch Ausnahmesituationen. Dies z.B. dann, wenn Sie Bau- oder Renovierungsarbeiten in der Wohnung selber haben. Der Freigänger hat hier automatisch wieder die Wahl, ob er nur dann kommt, wenn gerade keine Handwerker da sind. Die Wohnungskatze aber braucht auch hier einen Rückzugsort. Sie sollten ihr auf jeden Fall ein Zimmer bieten können, wo sich keine Handwerker aufhalten.

Dauerlärm im Haushalt sollten Sie entsprechend vermeiden, es sei denn, Ihre Katze ist hieran gewöhnt und kommt gut damit zurecht.

Wenn Sie also laute Musik hören möchten und Ihrer Katze diese Musik nicht gefällt, setzen Sie sich bitte Kopfhörer auf.

Wenn Sie Kinder haben und diese häufig Besuch bekommen von anderen Kindern, dann stellen Sie Ihrer Katze ein Zimmer zur Verfügung, in das sie sich ggf. zurückziehen kann.

Wenn Sie merken, daß Ihre Katze gestreßt ist, weil es gerade lauter ist, warum auch immer, ist es wichtig, daß Sie selber erst einmal entspannt sind und nicht Angst haben, daß es Ihrer Katze nun nicht gut gehen wird. Denn dies wird sie spüren und dann alleine daher selber unentspannt sein, weil Sie sich diese Sorgen machen.

Bei Ausnahmesituationen sollten Sie immer mit Ihrer Katze reden, es ihr erklären, etc. Glauben Sie mir, unsere Katzen verstehen weitaus mehr, als man oft denkt. Und dies vor allem aus Ihrer eigenen Ausstrahlung. Ihre Katze versteht so gesehen Ihre Worte, weil Sie diese denken, fühlen und ausstrahlen.

VERÄNDERUNGEN

Das Leben ist das Leben, und dies ist natürlich auch für unsere Katzen so, gerade auch dann, wenn sie mit uns Menschen zusammen leben. Und so gibt es auch immer wieder Veränderungen, im Leben der Katze, in unserem Leben. Unsere Katze teilt unser Leben, und so auch unsere Veränderungen.

Bei jeder Veränderung sind Ihre eigene Ausstrahlung, Ihre eigenen Gefühle, das Entscheidende. Wenn Sie selber sich auf die Veränderung freuen, die Veränderung Ihnen gut tut, Sie sich wohl fühlen, dann wird es auch Ihrer Katze gut damit gehen. Und hier ist es ganz egal, worum es geht, solange Sie all dies mit Ihrer Katze teilen und sie mit einbeziehen.

Dies gilt für einen Umzug genauso wie für einen Neuzugang, sei es Mensch oder Tier, für neue Möbel, einen neuen Tagesrhythmus Ihrerseits (z.B. durch eine neue Arbeit), gar für eine Auswanderung.

Wir selber sind mit unseren zwei Katzen Bonny und Sunny von Deutschland aus nach Teneriffa ausgewandert. Und dies bedeutete einen ganzen Tag lang Aufregung für alle. Die Katzen mußten mehrere Stunden im Transportkorb sein, all die Menschen am Flughafen, der Flug selber, dann eine Autofahrt, dann ein neues Zuhause.

Es gab absolut null Probleme. Bonny und Sunny waren die ganze Zeit absolut entspannt. Sie hatten volles Vertrauen. Sunny hat mir sogar im Flieger durch ihren Transportkorb ein Küßchen gegeben.

Denn wir waren immer dabei, bei den Katzen. Und wir selber waren absolut entspannt, denn wir haben uns riesig gefreut auf unser neues Leben. Und das haben die Katzen gespürt, daß alles gut ist, auch wenn alles so anders und fremd war, voller fremder Menschen, Geräusche und Gerüche. Wir waren da, bei ihnen, und wir selber freuten uns einfach nur auf unser neues Leben auf Teneriffa.

Als wir die zwei nach vielen Stunden Flug und Autofahrt im neuen Zuhause aus ihren Transportkörben ließen, kamen sie sofort raus. Sie saßen vielleicht 15 Minuten unter der Kommode, dann aber haben sie sofort ihr neues Zuhause erkundet. Sie haben sich sofort wohl gefühlt, als wäre es nie anders gewesen. Denn auch wir haben uns sofort wohl und zu Hause gefühlt.

ANDERE MENSCHEN UND KINDER

Je nach Katze kann sie auch durch andere Menschen gestreßt werden. Dies kann Besuch sein, also Fremde, ebenso aber im Haushalt lebende Menschen, sowohl ein lauter Partner, der evtl. keine Rücksicht nimmt, als auch tobende Kinder oder schreiende Babys.

Grundsätzlich aber kann die Katze sich auch an all dies gewöhnen, wenn Sie auf sie eingehen, sie mit allem vertraut machen, ihr immer einen Rückzugsort bieten, sie in alles mit einbeziehen, wenn Ihre Katze dies möchte.

Besucher sind erst einmal immer eine Störung des normalen Alltags für die Katze. Kennt Ihre Katze aber Ihren Besuch und mag sie diesen, wird sie sich vielleicht sogar über den Besuch freuen. Katzen sind sehr sensitiv. Es ist nicht selten zu beobachten, daß eine Katze zu Besuchern geht, die ein sanftes und ruhiges Gemüt haben und Katzen mögen. Gleichfalls meidet die Katze aber Besuch, der zu Hektik und Lautstärke neigt, der evtl. selber nicht im Gleichgewicht ist. Und viele Katzen gehen zu Menschen, die mit Katzen noch nicht „warm" geworden sind, ganz bewußt, so als wollten sie ihnen zeigen, was für tolle Tiere Katzen sind…

Wenn Ihre Katze also zu dem einen Besuch gerne hingeht, sich streicheln läßt, zu dem anderen aber nicht, dann ist dies völlig o.k. Ihre Katze hat hier einfach nur eine gute Antenne...

Ist Ihre Katze durch Ihren Partner bzw. Ihre Partnerin gestreßt, dann jedoch sollten Sie genau überlegen, was hier die tatsächliche Ursache ist. Der Partner sollte immer die Katze auch akzeptieren, denn sonst kann es nicht gut gehen, weder mit Ihrer Katze noch in Ihrer Partnerschaft. Ist diese Basis gegeben, wird sich Ihre Katze an den Partner mit der Zeit gewöhnen. Hilfreich ist, wenn Ihr Partner auch immer wieder mit Ihrer Katze spielt, schmust, ihr Futter gibt, etc. So lernt Ihre Katze schnell, daß Ihr Partner eigentlich ein willkommener zusätzlicher Mensch ist.

Ist die Katze an Kinder gewöhnt, gibt es hier i.d.R. keine Probleme. Schwierigkeiten entstehen eher dann, wenn ein Baby erwartet wird, ein Kind dazu kommt, also eine neue Situation entsteht. Manch werdende Mutter grenzt unbewußt die Katze aus, sowohl in der Schwangerschaft als auch danach. Wie soll die Katze dies verstehen? Sie sollten Ihre Katze immer in alles mit einbeziehen, sie teilhaben lassen, sowohl in Ihrer Schwangerschaft als auch, wenn Ihr Baby da ist. Und wenn Ihr Baby dann einmal schreit, Sie Ihre Katze gut mit einbezogen haben, dann kann es gut sein, daß Ihre Katze sich noch vor Ihnen um Ihr kleines Kind kümmern möchte... Ansonsten ist auch hier natürlich der ruhige mögliche Rückzugsort für Ihren Stubentiger wichtig.

Katzen, die mit Kindern aufwachsen, sind i.d.R. gerne bei den Kindern. Denn die Kinder lieben die Katzen, sie spielen mit ihnen, sie kuscheln mit ihnen. Und natürlich mag dies Ihr Tiger. Wenn es der Katze dann doch einmal zu laut wird, weil Ihre Kinder z.B. toben, dann sollte sie sich an einen ruhigen Platz zurück ziehen können und wird dies auch tun. Wenn sie dann wieder Trubel wünscht, wird sie von alleine wieder dazu kommen.

KATZENHALTER SELBER

Wenn der Mensch selber gesteßt ist, hektisch ist, sich Sorgen macht, ängstlich ist, nicht im Gleichgewicht ist, dann spürt dies seine Katze absolut. Ihre eigenen Emotionen übertragen sich absolut auf Ihre Katze.

Wenn Sie merken, daß Ihre Katze sich auf einmal anders verhält, vielleicht ängstlicher ist, unruhiger, unentspannter, dann überprüfen Sie auch einmal, wie Sie selber sich verhalten. Haben Sie selber im Moment evtl. Probleme? Machen Sie sich Sorgen? Sind Sie selber hektisch und unruhig?

Ich garantiere Ihnen, wenn dies so ist und Sie sich dies bewußt machen, Sie selber dann alles versuchen, daß Sie selber entspannen, zur Ruhe kommen, im Gleichgewicht sind, dann werden Sie relativ sofort auch eine entspannte Katze haben.

Ist der Mensch im Gleichgewicht, ist die Katze dies i.d.R. auch.

In meinen Katzenberatungen kann ich diese Parallelen sehr oft beobachten. Wann immer ich eine Beratung habe, wo die Katze sich unentspannt verhält, frage ich immer nach, was für einen Charakter ihr Mensch hat. Nicht selten ist dem Menschen dies schon vorher bewußt bzw. er merkt nach meinen Anmerkungen sofort, daß diese Parallelen tatsächlich stimmen.

Unsere Katzen reflektieren. Wir selber haben es also in der Hand, ob unsere Katze im Gleichgewicht und entspannt ist, weil wir selber es sind, oder ob sie ängstlich ist, weil wir es sind, ob sie unruhig ist, weil wir es sind, ob sie zu Aggressionen neigt, weil wir „Wut im Bauch" haben, etc.

Wenn ich eine ängstliche Katze berate, neigt ihr Mensch auch oft zu Ängsten und Sorgen. Wenn ich eine aggressive Katze berate, ist auch der Mensch oder seine Familienmitglieder meistens nicht im Gleichgewicht.

Und wenn ich eine entspannte und zufriedene Katze berate, dann ist i.d.R. auch ihr Mensch immer mit sich selber „im Reinen".

EIFERSUCHT

Oh ja, auch unsere Katzen können zur Eifersucht neigen. Nicht jede Katze natürlich, aber dies kann durchaus vorkommen und ist gar nicht so selten. Manche Katze zeigt dies deutlich, indem sie sich zurück zieht oder in den Vordergrund drängt, indem sie aus Frust ihr Fell anknabbert, andere Katzen ärgert, etc. Manche Katze aber zeigt dies nicht so deutlich, sie leidet aber still vor sich hin.

Daher ist es wichtig, daß Sie Ihrer Katze keinen Grund zur Eifersucht geben.

Bei mehreren Katzen sollten Sie immer alle gleich und gleichzeitig behandeln, keine mehr lieb haben als die andere, keine bevorzugen. Dann nehmen Sie allen sämtliche Gründe für eine mögliche Eifersucht.

Bekommen Sie ein Baby oder haben Sie ein Baby bekommen, sollten Sie Ihre Katze immer in alles mit einbeziehen, so wie vorher auch, also Sie noch mit ihr alleine waren. Lassen Sie Ihre Katze teilhaben, dann wird sie auch nicht auf Ihren Nachwuchs eifersüchtig sein.

Durchaus können unsere Katzen auch auf unseren Partner eifersüchtig sein. Dies insbesondere dann, wenn die Situation neu ist, Sie ggf. vorher mit Ihrer Katze alleine waren. Nun muß sie teilen, und sie merkt natürlich, wie wichtig Ihnen auf einmal Ihr neuer Partner ist. Aber auch hier können Sie ihr ganz einfach die Eifersucht nehmen, wenn Sie sie von Anfang an in alles mit Ihrem Partner mit einbeziehen, soweit möglich. Und wenn Ihr Partner sich dann auch noch (viel) mit Ihrer Katze beschäftigt, dann hat sie gar keinen Grund mehr zur Eifersucht, im Gegenteil, sie hat einen neuen menschlichen Freund gewonnen.

Auch eine Eifersucht auf andere Tiere, insbesondere Hunde, kann bei unseren Katzen vorkommen. Oft ist dies dann der Fall, wenn Sie sich viel mit Ihrem Hund beschäftigen und vor allem mit ihm spazieren gehen. Denn Ihre Katze sieht, daß Sie immer wieder mit Ihrem Hund zusammen länger raus gehen, sie aber darf nicht mit. Bei Freigängerkatzen können Sie es so handhaben, wenn Ihre Umgebung es erlaubt, daß Sie mit Hund und Katze zusammen spazieren gehen bzw. Ihrer Katze dies anbieten. Ist Ihre Katze eine Wohnungskatze, reden Sie mit ihr, erklären Sie es ihr, und spielen Sie eine gute Runde mit Ihrer Katze, bevor Sie mit Ihrem Hund „Gassi gehen".

MANGELNDE ZUWENDUNG

Eigentlich erklärt es sich von selber, daß eine mangelnde Zuwendung die Katze traurig und ggf. gar krank machen kann. Doch nicht immer ist dies dem Menschen wirklich bewußt.

Wenn Sie es aber untergründig erahnen, dann ist es auch so... Dann sollten Sie sich mehr um Ihre Katze kümmern, mehr für sie da sein, mehr mit ihr spielen, etc.

Gerade einer Wohnungskatze, die alleine ist, kann schnell langweilig werden, wenn ihr Mensch tagsüber außer Haus ist, weil er arbeitet. Denken Sie hier daran, daß Ihre Katze nichts anderes hat als die Wohnung und Sie. Daher müssen Sie sich in der Zeit, wo Sie dann da sind und nicht arbeiten, viel um sie kümmern.

Spielen Sie eine kleine Runde mit Ihrer Katze, noch bevor Sie außer Haus müssen. Und abends, wenn Sie wieder da sind, auf jeden Fall mit ihr eine gute Runde spielen!

Sie können hier nicht tagsüber arbeiten, dann abends mehrmals die Woche oder gar täglich auch nicht da sein, sei es für den Sport, weil Sie sich mit Freunden treffen, etc. Sie müssen hier auch für Ihre Katze da sein, das sind Sie ihr „schuldig". Sonst kann Ihre Katze nur unglücklich werden.

Natürlich können Sie ab und zu Sport machen, aber im Sinne Ihrer Katze bitte nicht täglich auswärts.

Sie müssen hier einen Kompromiß finden, daß Sie selber zufrieden sind, es aber auch für Ihre Katze o.k. ist.

Alternativ können Sie auch darüber nachdenken, eine weitere Katze aufzunehmen, damit Ihre Katze mehr Gesellschaft hat. Allerdings weiß man im voraus nie genau, wie die Katzen sich verstehen werden; dies sollten Sie hier immer mit bedenken. Wenn Ihre

Umgebung es zuläßt, könnten Sie Ihrer Katze den Freigang gönnen, denn auch dies bietet natürlich Abwechslung.

Und wenn es sich einmal so gar nicht vermeiden läßt, daß Sie länger abwesend sein müssen, dann bitten Sie vielleicht einen lieben Freund, ob er nicht zwischendurch einmal nach Ihrer Katze sehen mag. Natürlich ein Freund, den Ihre Katze mag.

KUMMER

Auch unsere Katzen können Kummer haben. Sie können traurig sein, sie können verzweifelt sein. Die Ursache ist natürlich immer individuell.

Wichtig ist hier erst einmal, daß Sie selber mitbekommen und erkennen, daß es Ihrer Katze seelisch nicht gut geht. Wenn Sie merken, sie scheint traurig, sie hat Kummer, dann fragen Sie sich zuerst warum. Denn nur, wenn Sie es bemerken und die Ursache erkennen, können Sie natürlich etwas unternehmen.

Und dann sollen Sie alles tun, Ihrer Katze den Kummer zu nehmen.

Seien Sie für Ihre Katze da, gehen Sie auf sie ein, spielen Sie mit ihr, bei Freigängern gehen Sie zusammen mit ihr raus, reden Sie mit Ihrer Katze, etc.

Und vor allem – seien Sie fröhlich! Zeigen Sie Ihrer Katze durch Ihr eigenes Verhalten, wie schön das Leben ist, wieviel Spaß es macht, freudig zu sein, Blödsinn zu machen, zu spielen, usw.

Hat die Katze z.B. Kummer, weil Ihr Partner, den sie sehr mag, gerade auf Geschäftsreise ist, dann sagen Sie Ihrer Katze, daß dies nun sein muß, er aber bald schon wieder zu Hause ist. Ihre Katze wird Ihre Worte spüren und verstehen!

Gehen Sie auf alle Fälle immer zum Alltag über, damit Ihre Katze somit merkt, daß alles sonst wie immer ist, alles ok. ist, alles seinen gewohnten Gang geht.

Sie müssen Ihrer Katze zeigen, daß es keinen Grund mehr gibt, Kummer zu haben. Denn die Situation für den Kummer ist immer nur vorübergehend, und das Leben ist so schön, viel zu schön, um „im Kummer zu versinken".

TRAUER

Während man noch etwas tun kann, die Situation verändern kann, also handeln kann, wenn die Katze Kummer hat, so sieht es natürlich anders aus, wenn sie trauert.

Denn Trauer ist der Kummer einer endgültigen, nicht mehr veränderbaren Situation.

Und, ja, natürlich können auch unsere Katzen trauern. Manche zeigen es deutlich, indem sie sich zurück ziehen, suchen, mehr schlafen, sich einfach anders verhalten, anderen sieht man es gar nicht an, und dennoch tragen sie Trauer.

Eine Katze mag trauern, weil ein lieber Katzenkumpel, an dem sie sehr hing, leider verstorben ist. Sie mag aber auch trauern, weil ein anderer lieber Katzenfreund weg gezogen ist. Und sie wird natürlich trauern, wenn ihr geliebter Mensch leider verstorben ist.

Nicht jede Katze trauert, auch dies ist richtig. Aber wenn Ihre Katze so traurig ist, ein Tier oder einen Menschen vermißt, der nicht wiederkommen wird, dann muß Ihre Katze trauern, so wie Sie vielleicht auch. Trauern Sie mit ihr zusammen. Ihre Katze braucht diese Zeit der Trauer, wie Sie selber auch.

Mit der Zeit aber wird Ihre Katze die Trauer überwinden und wieder das Leben lieben. Ist dies nicht von alleine der Fall, können Sie ihr auch hier helfen, indem Sie wieder mit ihr zusammen fröhlich sind, Spaß haben, spielen, das Leben genießen.

Jede Katze trauert anders, manche Katze trauert gar nicht. Und manch eine Katze erkennt, daß ein Abschnitt vorbei ist, daß eine liebe Seele von ihr gegangen ist, und sie akzeptiert es, von sich aus, in Trauer, aber dennoch als Abschluß mit Neubeginn.

An dieser Stelle möchte ich die rührende Geschichte eines Katers erzählen. Sein Frauchen war älter und kam in ein Pflegeheim. Man wußte, daß sie nicht wieder zurückkehren wird, leider. Sein Frauchen bat einen lieben Menschen, sich um ihren Kater zu kümmern. Er war Freigänger. Er hatte Vertrauen zur neuen Person, die in der Nähe wohnte, blieb aber konsequent auf seinem bekannten bisherigen Grundstück.

Genau an dem Tag, wo sein Frauchen verstarb, verließ dieser Kater das erste Mail sein Revier, sein Grundstück, und ging direkt zur Wohnung des Menschen, der sich nun kümmerte. Und er blieb. Diese Veränderung war genau an dem Tag, als es endgültig war. Er hat gespürt, daß sein Frauchen nun wirklich niemals wiederkommen würde.

Und am den Tag der Beerdigung seines Frauchens hielt er sich im Garten des neuen Menschen auf – und jaulte, als würde er seinem geliebten Frauchen noch ein letztes Mal mental beistehen, als würde er sich deutlich von ihr verabschieden, sie mental in die andere Welt „begleiten".

Es ist eine absolut rührende Geschichte, die wieder einmal beweist, daß unsere Katzen Fähigkeiten besitzen, von denen wir Menschen nur träumen.

Doch es gibt leider auch Katzen, die so sehr trauern, daß sie nicht mehr in ihr gewohntes Leben zurück finden, weil ihr Schmerz so groß ist, zu groß ist. Dieser Schmerz kann so immens sein, daß die Katze aus diesem Grund krank wird, vielleicht leider so krank, daß sie ihrem geliebten, nicht mehr lebenden Kumpel, folgen möchte. Hier kann ich nur raten, daß Sie sich an einen guten und fachkundigen Tierhomöopathen wenden, denn natürlich sollte man auch hier alles versuchen, auch wenn der geliebte Freund nie wiederkommen wird. Denn die Homöopathie, aber auch Bachblüten, hat Möglichkeiten, die hier Chancen bieten, die die Schulmedizin nicht kennt, die nur die körperlichen Symptome behandelt, nicht aber den seelischen Schmerz.

NICHT ARTGERECHTE HALTUNG

Unsere Katzen brauchen eigentlich recht wenig. Doch das, was sie brauchen, ist essentiell. Denn werden ihre Bedürfnisse nicht berücksichtigt, können sie hierunter leiden. Und wenn eine Katze leidet, hat sie Kummer, ist sie unglücklich, und so kann sie auch hierdurch krank werden.

Eine Katze braucht ihre Freiheit und liebt gleichzeitig den Komfort, mit einem Menschen zu leben, der für sie da ist, sich kümmert, ihr Futter gibt, etc.

Es gibt einige Grundbedürfnisse der Katze, wie u.a. Futter, es gibt aber auch viele Bedürfnisse, die absolut individuell sind.

So wird ein Freigänger, der seine Freiheit liebt, niemals als Wohnungskatze glücklich werden. Eine Katze aber, die in Not draußen herumgeirrt ist und jetzt ein liebevolles Zuhause hat, mag dankend auf die Welt da draußen verzichten.

Die eine Katze mag von Natur aus ein absoluter Schmusetiger sein, die andere dagegen möchte einfach nur ihre Ruhe oder „ihr Ding machen".

Dann gibt es Katzen, die für ihr Leben gerne spielen und toben, andere aber wollen einfach mehr entspannen, relaxen, die Muße genießen. Dieser Punkt ist natürlich auch ein wenig altersabhängig.

Viele Katzen lieben Katzengesellschaft und freuen sich über einen oder mehrere Katzenkumpel. Aber es gibt auch Katzen, die absolute Einzelgänger sind, Katzen, die ihren Menschen ausschließlich für sich alleine haben möchten.

NATUR DER KATZE

Grundsätzlich ganz wichtig ist immer, die Natur unserer Katzen zu kennen und zu respektieren. Die Natur einer Katze ist das ganz Spezielle, was eine Katze ausmacht. Sie sind unabhängig und doch anschmiegsam. Sie sind neugierig, sie sind bewegungsfreudig, sie sind Fleischfresser. Gerade auch bzgl. der Natur der Katze sollten Sie immer an die wilden Katzen denken, die Katzen, die in freier Natur glücklich leben. Sie lieben die Freiheit, die Bewegung, sie sind stolz, dennoch neugierig und wenn jung verspielt, sie jagen ihre Beute und fressen sie.

Denken Sie daher bei Ihrem kleinen Tiger bitte immer darüber nach, ob sein Leben tatsächlich der Natur der Katze entspricht, natürlich gepaart mit dem Leben bei Menschen.

Wenn Sie Ihre Katze aber nur „beschützen und betütteln", dann tun Sie ihr hier entsprechend nicht wirklich etwas Gutes.

Nicht selten meint der Mensch auch, daß auch die Katze sich an seine diversen Regeln halten muß, insbesondere an verschiedene Verbote. Natürlich sind ein paar Regeln auch für unsere Katzen wichtig, wenn sie mit uns leben. Und das eine oder andere können Sie Ihrer Katze durchaus auch verständlich machen, sodaß sie es akzeptiert. Je mehr Verbote Sie Ihrem Tiger aber vorgeben, umso mehr schränken Sie ihn ein, umso weniger wird er all diese Regeln und Gesetze wirklich beachten. Wenn Ihre Katze entsprechend kaum etwas darf, haben Sie die Natur der Katze nicht verstanden, Ihre Katze kann nicht glücklich und zufrieden sein.

Eine Katze kümmert sich, was ihren Körper betrifft, i.d.R. komplett um sich selber. Sie braucht keine Bürste, keine Zahnbürste, kein Krallenschneiden, kein Halsband, etc.

Ausnahme hier sind natürlich Langhaarkatzen. Diese aber sind gezüchtet und entsprechen daher für sich nicht mehr einer wirklichen natürlichen Katze. Einer Langhaarkatze müssen Sie bei der Fellpflege helfen, sie bürsten, sie schafft es selten alleine.

Die Katze braucht Bewegung, sie braucht frische Luft, sie braucht Natürlichkeit. Bei Freigängern ist all dies natürlich kein Thema. Bei einer Wohnungskatze aber müssen Sie versuchen, all dies so gut wie möglich zu ersetzen. Bieten Sie ihr Klettermöglichkeiten, Spielangebote, toben und spielen Sie mit ihr, gönnen Sie auch ihr frische Luft. Haben Sie keinen Balkon, kleiden Sie ein Fenster mit einem „spannenden Blick" katzensicher mit einem Katzennetz bzw. Fliegengitter aus, sodaß Sie dieses Fenster für Ihre Katze immer einmal wieder komplett öffnen können.

GRUNDBEDÜRFNISSE

Dies sind die Grundbedürfnisse einer jeden Katze:

- Artgerechtes Futter, Wasser und Katzengras
- Katzenklo
- Ausreichend Platz
- Freigang bzw. frische Luft
- Spiel und Spaß
- Kratzmöglichkeiten
- Ruhe und Rückzugsmöglichkeiten
- keine Katzenpension o.ä.
- Ihre Zeit, Aufmerksamkeit, Fürsorge und Liebe

- Für die Katze da sein und sie gleichzeitig auch lassen
- Teilnahme an Ihrem Leben

ARTGERECHTES FUTTER, WASSER UND KATZENGRAS

Über eine gesunde und natürliche Katzenernährung haben Sie hier ja bereits alles erfahren. Natürlich sollte Ihre Katze täglich, mehrmals täglich, Futter bekommen.

Frisches Wasser, am besten Mineralwasser ohne Kohlensäure oder gefiltertes Leitungswasser, sollte immer parat stehen.

Und auch frisches Katzengras sollte Ihrer Katze immer zur Verfügung stehen. Ist sie Freigänger, wo Wiesen sind, brauchen Sie hier natürlich nichts extra anbieten.

Entsprechend brauchen Sie für Ihren Tiger die Näpfe für obiges, die am besten aus Keramik sind.

Bei mehreren Katzen sollte jede Katze am besten immer ihren eigenen Futternapf haben. So können Sie sicher sein, daß jede Katze genügend Futter bekommt. Und so können Sie ggf. kontrollieren, wer jeweils wieviel frißt. Sind Ihre Katzen dies nicht gewöhnt bzw. gibt es dennoch immer ein wenig „Katzenunordnung" vor den Näpfen, bleiben Sie während der Fütterung bitte dabei und achten Sie darauf, daß jede Katze immer an ihren eigenen Napf geht und dort auch bleibt. Wenn nicht, zeigen Sie Ihrer Katze immer wieder ihren Napf bzw. setzen Sie ihr diesen vor – bis es für alle zur Routine geworden ist. Unsere Katzen, natürlich mehrere…, setzen sich (fast) immer automatisch direkt vor ihren ganz persönlichen Napf.

KATZENKLO

Es gibt wenige Freigängerkatzen, die ausschließlich draußen ihre Geschäfte verrichten, egal, wie das Wetter auch ist.

Ansonsten brauchen unsere Katzen, auch Freigänger, drinnen immer ein Katzenklo. Bei mehreren Katzen sollten Sie auch mehrere Katzenklos haben.

Die Katzenklos sollten am besten verteilt an ruhigen Plätzen stehen.

Wählen Sie ein Katzenstreu am besten aus dem natürlichen Bereich, ohne chemische Duftstoffe, etc.

Urin und Kot, wenn möglich, immer sofort entfernen. Die Katzenklos sollten Sie, je nach „Gebrauch" so einmal die Woche komplett reinigen, das Streu neu auffüllen. Bitte nur mit heißem Wasser reinigen, ohne Reiniger. Denn sonst könnte sich Resturin mit Restreiniger verbinden, was für die Katze nach fremdem Urin riecht, also nach fremder Katze. Und dies kann sie ggf. zur Unsauberkeit bzw. zum Markieren verführen.

Es gibt Katzenklos mit und ohne Dach, große und kleine, wie immer eine Riesenauswahl. Wählen Sie bei Katzenbabys entsprechende Miniklos, sonst kommen die Kleinen nicht über den Rand hinweg, weil er zu hoch ist. Bei erwachsenen Katzen sollten Sie größere Angebote wählen, damit sich Ihr Tiger nicht reinzwängen muß (hier müssen Sie sich sonst nicht wundern, sollte bei einem zu kleinen Katzenklo einmal etwas danebengehen…).

Was mit oder ohne Dach, ggf. gar mit Katzenklappe betrifft, so müssen Sie bitte austesten, welche Variante Ihr kleiner Tiger bevorzugt. Meistens aber ist dies einfach nur eine Frage der Gewohnheit.

AUSREICHEND PLATZ

Je mehr Platz Ihre Katze bzw. Ihre Katzen zur Verfügung haben, umso besser ist dies natürlich. Bei Freigängern ist dieses Thema nicht ganz so entscheidend, denn draußen haben sie natürlich für sich ausreichend Raum.

Bei Wohnungskatzen aber sollten Sie sich immer in Ihre Katzen hineinversetzen. Je weniger Platz Sie Ihren Katzen bieten, umso weniger können sie sich bewegen, umso weniger Raum haben sie, umso weniger Abwechslung, etc.

Wenn Sie mit 10 Katzen in einer Zweizimmerwohnung leben, ist dies zuviel! Dies sind zu viele Katzen auf zu engem Raum, und dies ist keine artgerechte Haltung. Es kommt einem privaten Tierheim dann näher als einer liebevollen Katzenzuwendung.

Aber auch zwei Katzen in einer kleinen Einzimmerwohnung werden nicht glücklich werden.

Je jünger Ihre Katzen sind, umso mehr Energie haben sie, umso mehr Raum brauchen sie, da sie vermehrt spielen.

Je jünger also Ihre Katzen sind und je weniger Raum Sie haben bei mehreren Katzen, umso unglücklicher ist die Situation.

Hier kann es nur Probleme geben. Immer wieder erhalte ich Anfragen oder berate ich im Detail, wo ich genau auf dieses Problem stoße – zu viele Katzen auf zu engem Raum. Die Katzen sind gestreßt, sie verstehen sich hierdurch oft untereinander nicht, es zeigen sich diverse Verhaltensauffälligkeiten der Katzen.

All dies kann und wird sich niemals ändern, wenn die Grundsituation, die Basis, nicht geändert wird. Die Lösung ist daher immer entweder der Freigang, wenn die Umgebung katzengerecht ist und dies zuläßt, und/oder aber ein Umzug in eine größere Wohnung. Eine weitere Lösung gibt es nicht! Die Probleme werden immer bleiben. Hier helfen auch keine Bachblüten, keine Pheromone, denn die eigentliche Ursache ist und bleibt vorhanden.

Und bei zwanzig, dreißig oder gar mehr Katzen, vor allem, wenn es reine Wohnungskatzen sind, ist es leider einfach nur eine falsch verstandene Tierliebe. Dies ist i.d.R. purer Egoismus des Katzenhalters, nie aber ist es eine wirklich katzengerechte Haltung. Denn diese Katzen können niemals glücklich werden, weil der Mensch niemals allen Katzen wirklich gerecht werden kann.

Selbst bei zwanzig Freigängerkatzen können Sie nicht allen Katzen gleich gerecht werden, das können Sie nicht schaffen, niemals.

Wenn es einen gut gemeinten Grund gibt, warum Sie so viele Katzen haben, z.B. weil Ihnen aufgrund Ihrer Wohn- und Lebenssituation immer wieder Bedürftige zulaufen, weil Sie Katzenleben retten, etc., ist das natürlich großartig! Aber dennoch, auch Sie selber haben ein Leben, und nur, wenn Sie selber glücklich sind, können Sie dies auch auf Ihre Katzen übertragen, können Sie sich ausreichend um all die Tiger kümmern. Sind Sie überfordert, weil Sie doch eigentlich nur helfen wollen, müssen Sie nach einer Unterstützung bzw. Alternative suchen. Suchen Sie sich liebe Menschen, die Ihnen helfen, versuchen Sie, die eine oder andere Katze in ein liebevolles Zuhause zu vermitteln.

FREIGANG BZW. FRISCHE LUFT

Diesen Punkt hatte ich schon kurz angesprochen, ich möchte ihn hier aber noch ausführlicher schildern.

Grundsätzlich liegt alleine der Freigang in der Natur einer Katze. Wann immer es also Ihre Umgebung, Ihre Wohnsituation erlaubt, sollten Sie Ihrer Katze den Freigang gönnen. Natürlich birgt der

Freigang auch immer Gefahren. Daher sollten Sie schon, wenn möglich, Ihre Wohnung den Freigangsbedürfnissen einer Katze anpassen. Die Umgebung sollte katzengerecht sein: viel Natur, kein Lärm, wenig befahrene Straßen, kein Jagdgebiet, keine sonstigen Gefahrenquellen.

Ihre Katze aber nicht raus zu lassen, weil Sie selber einfach nur ängstlich sind, sollte niemals der Grund sein, sie nur in der Wohnung zu halten. Sie würden Ihre Kinder doch auch nicht einsperren, oder? Und wenn doch – dann stellen Sie sich bitte die Frage, ob Sie selber lieber ein Leben lang eingesperrt sein möchten, aber eben sicher, oder doch die Freiheit, das Leben, die Welt genießen möchten, mit all den Gefahren, die unser Leben nun einmal bietet...

Eine Freigängerkatze, die einmal Freigänger war und die Welt draußen liebt, und dies ist bei den meisten der Fall, wird niemals als Wohnungskatze glücklich werden. Dies müssen Sie sich bitte immer wieder vor Augen führen, sollten Sie in einer entsprechenden Situation sein. Immer wieder bekomme ich entsprechende Anfragen, was man denn tun kann, wenn der Mensch mit Katze umgezogen ist und nun im 5. Stock mit ihr wohnt, die Katze daher nicht raus kann, die Katze vorher aber immer Freigänger war und nun den ganzen Tag unglücklich maunzt. Hier gibt es nur eine Lösung: Die Katze muß wieder den Freigang bekommen, und wenn Sie noch einmal umziehen müssen. Daher denken Sie bitte an dieses Thema, an Ihre Katze, bevor Sie umziehen, bevor Sie sich eine neue Wohnung suchen...

Eine Katze dagegen, die den Freigang nicht kennt, vermißt ihn auch nicht. Aber, ist der Freigang später doch einmal möglich, freut sich fast jede Katze darüber, und sei sie schon 10, 12 oder 15 Jahre alt.

Eine Wohnungskatze sollte am besten zumindest einen Balkon zur Verfügung haben, auf den sie immer wieder hinaus kann. Sichern Sie diesen natürlich bitte katzengerecht ab, mit einem Katzennetz o.ä.

Haben Sie eine Terrasse, einen Garten, o.ä., läßt Ihre Umgebung den Freigang aber nicht zu, dann versuchen Sie, für Ihre Katze die Terrasse oder ein Teilstück des Gartens so einzuzäunen, daß sie dort hinaus kann, aber eben nicht weiter, also keinen Gefahren ausgesetzt wird.

Und wenn Sie eine Wohnungskatze haben und noch nicht einmal einen Balkon, dann sollten Sie zumindest ein Fenster mit einem Katzennetz und/oder Fliegengitter katzensicher verkleiden, sodaß Sie Ihrem Tiger dieses Fenster immer einmal wieder komplett öffnen können.

Denn auch unsere Katzen brauchen die frische Luft, wie wir Menschen auch. Und natürlich bietet auch der Balkon Abwechslung, ebenso wie die eingezäunte Terrasse. Denn dort können sie Vögel beobachten, die Natur sehen, die Blumen riechen…

Nicht fehlen an dieser Stelle darf natürlich die Möglichkeit, mit der Katze an der Leine raus zu gehen. Ich persönlich halte wenig bis nichts von diesem Kompromiß, denn dies ist alles andere als katzengerecht; schließlich ist die Katze eine Katze und kein Hund. Aber auch hier gibt es Ausnahmen. Es gibt einige wenige Katzen, für die dieser Kompromiß eine gute Lösung ist. Bitte wählen Sie daher die Leine nicht als erste Wahl, sondern nur als letzten guten Kompromiß, wenn es keine andere „Frischluftlösung" gibt und vor allem nur dann, wenn die Leine wirklich für Ihre Katze o.k. ist.

SPIEL UND SPASS

Je jünger der kleine Tiger, umso mehr möchte er spielen, toben, einfach nur Spaß haben. Und je jünger Ihre Katze, umso mehr sollten und müssen Sie mit ihr spielen, ihr Abwechslung bieten. Aber auch ältere Katzen spielen immer wieder gerne.

Gerade Wohnungskatzen, dies sonst keine Abwechslung haben, wollen „bespaßt" werden. Wie oft hab ich Beratungen, wo es eindeutig ist, daß eine Wohnungskatze einfach nicht ausgelastet ist. Mein Rat ist dann immer ganz einfach: spielen, spielen, spielen!

Wenn Sie merken, daß Ihre Katze unausgeglichen ist, dann müssen Sie sich ihr mehr widmen, sich mehr mit ihr beschäftigen, mehr mit ihr spielen. Es reichen dann nicht 5 Minuten am Tag!

Gerade, wenn der Mensch tagsüber außer Haus ist, die Katze nicht raus kommt, dann ist es doch verständlich, daß sie nun von ihrem Menschen fordert, daß er sich kümmert, mit ihr spielt, wenn er dann abends wieder da ist. Sehen Sie dieses Spiel mit Ihrer Katze nach einem vielleicht langen Arbeitstag aber bitte nicht als zusätzliche Last, sondern, im Gegenteil, als auch für Sie als eine gute Abwechslung, wobei Sie Spaß haben, abgelenkt sind, den Alltag einfach einmal vergessen.

Je mehr Sie mit Ihrer Katze spielen, wenn ihr danach ist, umso ausgeglichener wird sie sein.

All dies gilt natürlich für reine Wohnungskatzen.

Freigängerkatzen haben automatisch mehr „um die Ohren", weil sie draußen unterwegs sind. Aber auch für sie ist es toll, wenn ihr Mensch sich immer wieder für sie Zeit nimmt und mit ihnen spielt – gerade natürlich auch dann, wenn das Wetter draußen nicht so schön, nicht so katzengerecht ist, sie sich daher mehr drinnen aufhält.

Und es reicht nicht, wenn Ihre Wohnung voller Katzenspielzeug ist, weil Sie denken, sie hat ja alles da, wenn sie spielen möchte. Ihre Katze möchte mit Ihnen spielen!

Oft ist es so, daß ganz einfache Dinge für die Katze oft viel spannender und spaßiger sind als teures Katzenspielzeug…

Wer kennt es nicht, man hat die neueste Spielmaus gekauft, und die Katze läßt sie links liegen…

Lassen Sie dafür lieber die Pappe der Toilettenpapierrolle durch die Gegend rollen, trullern Sie kleine Flummis, ziehen Sie ein längeres Band hinter sich her, bewegen Sie einen Gegenstand, z.b. einen Stock unter einem Läufer oder einer Decke, spielen Sie mit Ihrer Katze verstecken, werfen Sie die Spielmaus in den großen Karton, etc.

Seien Sie einfach kreativ, probieren Sie aus. Sie werden sofort erkennen, was Ihrer Katze Freude bereitet und Spaß macht und was nicht.

Natürlich sollen Sie Ihre Katze auch nicht „dauerbespaßen", Sie wollen sie ja nicht nerven. Wenn Ihre Katze nicht spielen möchte, dann lassen Sie sie natürlich bitte. Aber bieten Sie es ihr immer wieder an, sodaß Ihr Tiger merkt, Sie sind für ihn da, wenn er mag.

KRATZMÖGLICHKEITEN

Die Katze in der freien Natur bzw. Freigänger nutzen sich ihre Krallen draußen natürlich automatisch ab. Aber auch drinnen mag der Freigänger ab und zu das Bedürfnis haben, sich die Krallen zu wetzen, und sei es im Spiel.

Wohnungskatzen brauchen auf jeden Fall eine Alternative zu den Möglichkeiten, die sie draußen hätten.

Sprich, ein Kratzbaum ist ein Muß, zumindest für Wohnungskatzen. Und wenn Sie nicht den Kleinsten kaufen, der kaum größer ist als die Katze, sondern einen kleinen „Spiel- und Spaß-Wunderkratzbaum", dann bieten Sie Ihrer Katze gleichzeitig eine tolle Spielmöglichkeit, die natürlich auch Abwechslung bringt.

Wer kreativ und ein wenig begabt ist, kann hier selber ans Werk gehen. Ansonsten gibt es im Handel natürlich unzählige tolle Angebote.

Nur zum Krallenwetzen reicht für sich auch ein Kratzbrett, eine Kratzmatte, o.ä. Dies können Sie gerne zusätzlich zum Kratzbaum anbieten.

Denn wer kennt es nicht, daß die Katze gerade das schöne Sofa für ihre Kratzbedürfnisse bevorzugt... Dies ist leider typisch Katze, und hier kann ich nur raten, sich ein Sofa anzuschaffen, daß sehr robust ist... Microfaser-Stoff hat sich hier aus eigener Erfahrung sehr bewährt; es zeigt keinerlei Kratzspuren und ist abwischbar...

Bei diesem Thema möchte ich noch einmal darauf hinweisen, daß man der Katze nicht die Krallen schneiden muß und nicht sollte. Sie erledigt dies von selber. Nur dann, wenn sie sich nicht mehr genügend bewegt, die Krallen so lang werden, daß sie sich nach innen rollen, der Katze Beschwerden bereiten, dann sollten die Krallen geschnitten werden. Dies aber am besten vom Tierarzt, denn am Krallenansatz befinden sich empfindliche Nerven.

RUHE UND RÜCKZUGSMÖGLICHKEITEN

So wie unsere Katze Spiel, Spaß und Abwechslung braucht, so muß sie ebenso immer die Möglichkeit haben, ihre Ruhe zu haben, sich zurückziehen zu können. Auch daher sollten Sie immer genügend Platz für Ihren Tiger in Ihrem Zuhause haben.

Wie diese Rückzugsmöglichkeit genau aussieht, ist individuell und hängt natürlich von Ihren Gegebenheiten und den Vorzügen Ihrer Katze ab.

Eine der besten Rückzugsmöglichkeiten ist oft das Schlafzimmer, wenn Sie eine lange Überdecke über dem Bett haben. Denn hier kann sich die Katze prima z.B. unterm Bett verstecken bzw. zurückziehen.

Ein ruhiges Zimmer ist immer eine gute Wahl, für sich ausreichend Raum bzw. Zimmer, also genügend Platz. Ihre Katze wird sich dann von selber die Orte suchen, die ihr gerade zusagen.

Natürlich wird sie sich zusätzlich freuen, wenn sie dann dort den einen oder anderen „Katzenkuschelplatz" vorfindet, wie z.B. eine Katzenhöhle, eine Decke, ein Kissen, etc.

Entsprechend hat unsere Katze Aktivitäts- und Ruhephasen. Wenn sie also gerade einmal ihre Ruhe haben möchte, dann sollten Sie dies bitte akzeptieren und sie lassen. Sie wird sich wieder „melden", wenn Sie wieder Ihre Aufmerksamkeit wünscht.

KEINE KATZENPENSION O.Ä.

Natürlich gibt es auch hier Ausnahmen, aber für fast alle Katzen ist eine Katzenpension alles andere als etwas Schönes.

Denn Ihre Katze kann dies nicht verstehen.

Und dies gilt für jede Katzenpension, dies gilt auch, wenn Sie Ihre Katze mit in den Urlaub mitnehmen, mit zu Freunden nehmen, etc.

Für eine Katze ist es immer das Beste, wenn sie während einer längeren Abwesenheit ihres Menschen zu Hause in ihrer gewohnten Umgebung bleiben kann und ein lieber Mensch, den sie kennt und mag, kümmert sich dann um sie.

Perfekt ist, wenn dieser liebe Mensch während Ihrer Abwesenheit komplett bei Ihnen wohnt.

Ist dies nicht möglich, wäre es gut, wenn der „Einhüter" zweimal am Tag zu Ihrer Katze geht, ihr Futter gibt, mit ihr spielt, sich mit ihr beschäftigt.

Für Freigänger ist es wichtig, daß sie auch in dieser Zeit wie gewohnt rein und raus können. Dies am besten so, daß Ihre Katze ihren gewohnten „Freigangsrhythmus" weiterhin einhalten kann. Auch ist dies für den „Einhüter" hilfreich, denn dann kennt auch er die Zeiten, wo Ihre Katze rein bzw. raus möchte und kann sich seine Besuche entsprechend einteilen.

Denn immer wieder habe ich Katzenberatungen, wo die Katze oder die Katzen in einer Katzenpension waren und danach völlig verstört sind. Dies ist wirklich kein Wunder…

IHRE ZEIT, AUFMERKSAMKEIT UND LIEBE

Was für Sie vielleicht selbstverständlich klingt, ist leider nicht wirklich immer der Fall. Aber genau dies ist ein wirklich wichtiger Punkt. Sie haben sich einmal entschieden, für Ihre Katze da zu sein, sich zu kümmern. Und dieses Versprechen muß immer ein Leben lang gelten! Gerade auch, wenn sich Ihr eigenes Leben ändert, Sie vielleicht berufliche Veränderungen haben, einen neuen Partner, etc.

Es ist in Ihrer Verantwortung, immer für Ihre Katze da zu sein, wie auch immer Ihr Leben gerade ist.

Dies meine ich in der Hinsicht, daß es nicht im Sinne Ihrer Katze ist, wenn Sie z.B. einen neuen Partner haben und nun immer wieder bei ihm übernachten, Ihre Katze hier alleine lassen. Lassen Sie in dieser Situation Ihren Partner bei sich übernachten!

Oder Sie haben für sich entdeckt, daß es toll ist, ganz viel zu verreisen. Dies ist, sorry, purer Egoismus, denn natürlich fehlen Sie dann Ihrer Katze. Sie dürfen verreisen, klar, aber bitte in einem normalen Rahmen. Und in dieser Zeit kümmert sich ein lieber Mensch, den Ihre Katze kennt und mag, in Ihrem Zuhause um Ihren kleinen Tiger.

Wenn Sie beruflich sehr engagiert sind, ggf. gar leider gestreßt, daher weniger Zeit für Ihre Katze haben, zu wenig Zeit, dann machen Sie sich dies bitte bewußt. Versetzen Sie sich auch hier in die Lage Ihrer Katze. Versuchen Sie hier, wenn Sie nicht arbeiten, wirklich für Ihre Katze da zu sein, zu Hause zu sein, sich ihr zu widmen.

Auch wenn Sie viel zu Hause sind, sich dann aber stets nur anderen Dingen widmen, nicht wirklich Ihrer Katze, kann Ihre Katze auch nicht gerade glücklich hiermit sein. Ausnahme sind hier diejenigen Katzen, die hier wie ihr Mensch sind und dann auch einfach „ihr Ding machen"; aber das sind die Ausnahmen.

Natürlich sollen Sie nicht Tag und Nacht „an Ihrer Katze kleben", das möchte Ihre Katze in den seltensten Fällen genauso wenig wie Sie. Aber seien Sie für Ihren Tiger da, und leben Sie Ihr Leben – mit Ihrer Katze zusammen.

Ein ganz wichtiges Thema ist hier, wenn Sie selber Nachwuchs erwarten oder bekommen haben. So oft bekomme ich in dieser Hinsicht Anfragen, die Katze hätte sich so verändert, würde sich so anders verhalten, aus Sicht der Menschen „verhaltensauffällig", und dann erfahre ich, daß ein Baby da ist oder erwartet wird, die Katze nicht mehr ins Schlafzimmer darf, nicht ins Kinderzimmer, das Baby viel Zeit in Anspruch nimmt, etc. Auf einmal wird die Katze komplett ausgegrenzt, das Baby ist wichtiger als die Katze. Hier ist es doch kein Wunder, daß Ihre Katze sehr unglücklich ist und immer wieder versucht, Ihnen dies auf ihre Weise deutlich zu zeigen.

Lassen Sie Ihre Katze teilhaben, integrieren Sie sie, in Ihre Schwangerschaft, danach in Ihr gemeinsames Leben mit Baby bzw. Kind. Wenn Sie dies so handhaben, werden von Anfang an alle gemeinsam aufwachsen, und Sie werden keine Probleme haben; Sie haben weiterhin eine glückliche Katze.

Wenn Sie Ihren kleinen Tiger nicht wirklich lieb haben, vielleicht nicht lieb haben können, auch dies kann vorkommen, dann spürt diese Katze dies natürlich absolut. Und sie kann es nicht verstehen. Fragen Sie sich warum. Das gleiche gilt, wenn Sie mehrere Katzen haben und hier eine Lieblingskatze. Die Katzen merken dies. Öffnen Sie sich für die Zuneigung und Liebe zu Ihrer Katze, zu allen Ihren Katzen; akzeptieren Sie jede Katze so, wie sie ist, nehmen Sie sie an, wie immer ihr Grundcharakter sein mag. Sie sollten immer alle Ihre Katzen gleich lieb haben, denn jede einzelne ist eine Besonderheit, eine Persönlichkeit. Wenn Sie dies ausstrahlen, werden Sie auch in dieser Hinsicht eine bzw. mehrere glückliche Katzen haben.

FÜR DIE KATZE DA SEIN UND SIE GLEICHZEITIG LASSEN

Genau dies bringt jetzt ein wenig alles zusammen, von unserem Leben mit unseren Katzen. Und genau dies bringt auch ein wenig die Natur der Katze auf den Punkt, bzw. unser gemeinsames Zusammenleben.

Wir müssen für unsere kleinen Tiger zum einen da sein, uns kümmern, gleichzeitig aber brauchen unsere Katzen auch einfach nur ihr Leben, ihr Katzenleben, wo wir sie einfach lassen müssen.

Wieviel Ihre Katze selber von dem einen oder anderen braucht, ist wieder individuell. Wenn Sie sich auf Ihre Katze einlassen, sie beobachten und abfühlen, wenn werden Sie von selber problemlos merken, wann Ihre Katze Sie braucht und wann sie „ihr Ding machen" möchte – ja, ein Ausspruch, den ich hier öfter benutze, weil ich finde, daß auch dies gut unsere Katzen charakterisiert.

Geben Sie Ihrer Katze Freiheit und gleichzeitig Fürsorge und Sicherheit. Und dies in dem Maße, wie es für Ihre Katze, ihren ganz persönlichen Charakter, richtig ist.

TEILNAHME AN IHREM LEBEN

Wie immer Ihr ganz persönliches Leben auch sein mag, wie immer Ihre eigenen Lebensumstände sind, lassen Sie Ihre Katze an Ihrem Leben teilhaben.

Ihr Tiger spürt und fühlt Ihre Gedanken und Gefühle eh, Sie können nichts vor ihm verbergen. Auch daher, lassen Sie ihn teilhaben.

Lassen Sie Ihr Kätzchen aber auch an allen Veränderungen teilhaben, was auch immer in Ihrem Leben geschieht.

Nicht nur entsteht hier automatisch eine noch stärkere Verbundenheit zwischen Ihnen beiden, auch grenzen Sie Ihre Katze so niemals aus.

Und wenn Sie all dies trotz auch sicherlich einmal einschneidender Veränderungen oder gar Schicksalsschläge beherzigen, werden Sie immer einen samtpfötigen Partner an Ihrer Seite haben, der mit Ihnen durchs Leben geht – als Katze, die mit einem Menschen zusammen lebt.

NACHWORT

Ich freue mich wirklich, daß Sie sich die Zeit genommen haben, mein Buch zu lesen. Und ich hoffe, daß ich Sie zumindest zum Nachdenken bringen konnte, daß die „herkömmlichen allgemeinen Informationen" nicht wirklich immer die besten sind.

Vertrauen Sie niemals und niemandem blind, sondern machen Sie sich immer ein gutes eigenes Bild; holen Sie sich diverse fachkundige Informationen ein, aus unterschiedlichen qualifizierten Quellen.

Informieren Sie sich genau, fragen Sie nach, lesen Sie durch, recherchieren Sie.

Und dann – gehen Sie in sich und denken Sie nach...

Erinnern Sie sich immer an die Natur der Katze und versetzen Sie sich in Ihren kleinen Tiger hinein – Ihr Kätzchen wird Ihnen dies mit all seiner Liebe danken.

Ich wünsche Ihrer Katze ein langes, gesundes und glückliches Katzenleben – mit Ihnen, einem Menschen, der weiß, was wirklich gut für den kleinen Tiger ist.

Weitere Bücher von Kirsten Schulitz

Symptomatische Homöopathie für Katzen
Homöopathische Hausapotheke
ISBN 9783848221943

Ganzheitliche Katzenfibel
Alternativer Ratgeber für ein glückliches und gesundes Katzenleben
ISBN 9783837092882

Samtpfötchen genannt
Katzengedichte
ISBN 9783734717482

Liebe dein Leben und lebe deine Träume!
Ratgeber für ein glückliches und zufriedenes Leben in allen Bereichen, im Einklang mit dem Rest der Welt
ISBN 9783839119068

Endlich Vegetarier! Endlich Veganer!
123 einfache, schnelle, kreative, vegetarische/vegane Rezepte...
ISBN 9783837098198

Kirsten Schulitz im Internet

www.Katzensprechstunde.de

Ganzheitliche Katzenberatung im Internet: Katzenhomöopathie, Katzenpsychologie, uvm.

www.KirstenSchulitz.de

Autorenhomepage Kirsten Schulitz

www.Katzenportal.net

Das ganzheitliche Katzenportal:

Was Sie wissen sollten, wenn Sie mit Katzen leben...

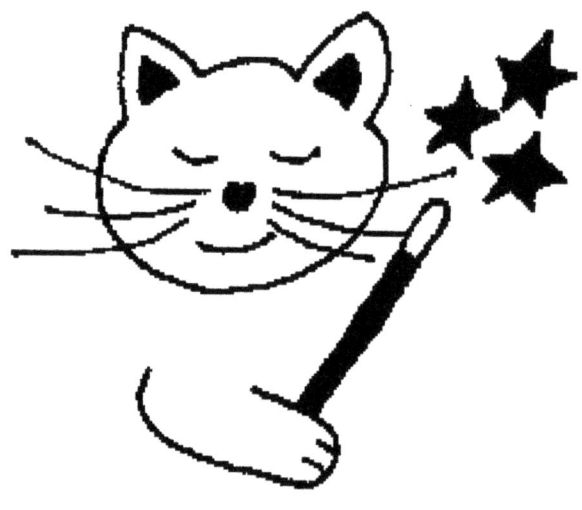

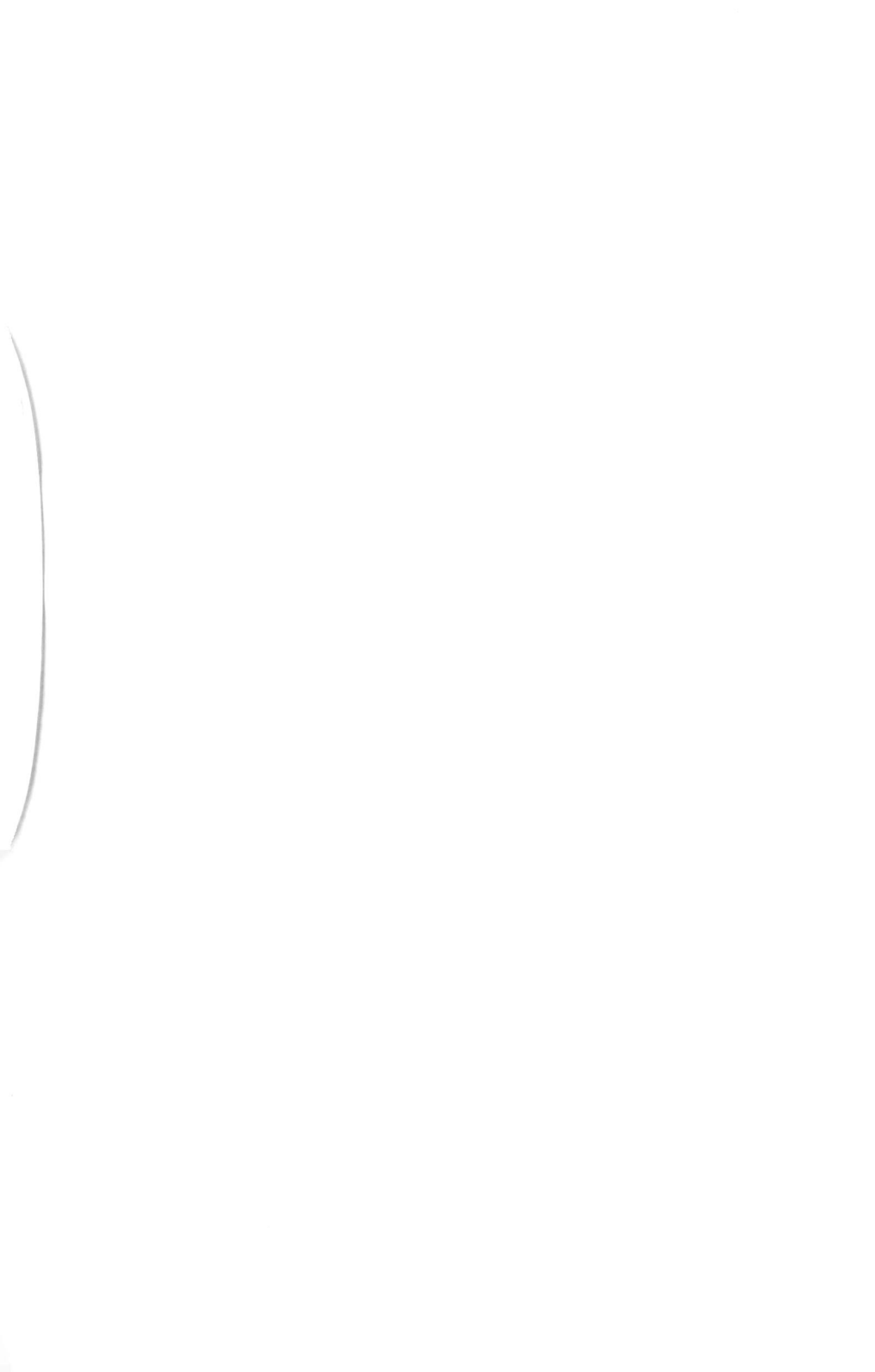